# 의약품 근거 생성과 학술 커뮤니케이션

## 신약의 가치를 꽃피우다

## 일러두기

- 이 책의 본문 각주는 매 챕터 끝 참고문헌에 같은 번호로 설명돼 있습니다.
- 외국어 표기는 국립국어원의 외래어표기법에 따랐으나 업계에서 관용적으로 쓰이는 일부는 업계에서 표기하는 대로 따랐습니다.
- 본문에서 단행본은《》, 저널, 신문, 논문, 보고서, 기사는 〈〉로 구분했습니다.

## 법적 고지

신약의 가치를 꽃피우다

# 의약품 근거 생성과 학술 커뮤니케이션

정형진 지음

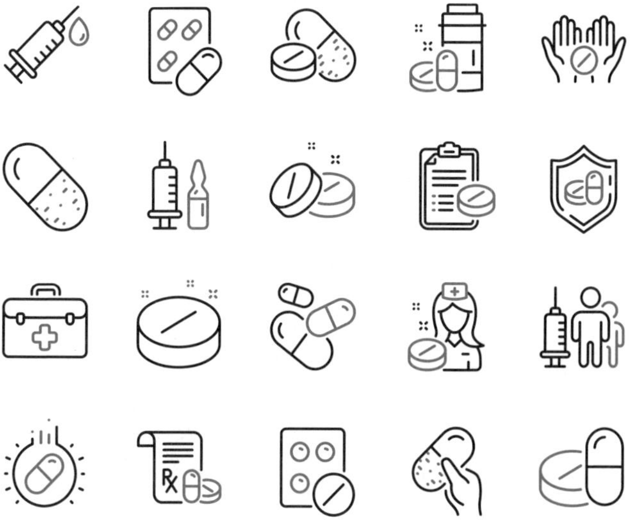

MEDI:GATE NEWS

## • 추천의 글 •

먼저 정형진 선생님의《의약품 근거 생성과 학술 커뮤니케이션》의 출간을 축하합니다. 정 선생님은 기존에 환자를 진료하는 의사가 아닌 제약 의학에 종사하는 의사(이하 제약 의사)로 사노피-아벤티스(지금의 사노피)와 화이자 같은 다국적 제약사의 한국지사 및 국내 제약사인 보령제약(지금의 ㈜보령)에서 저와 같이 일한 인연이 있습니다. 정 선생님은 특유의 부지런함과 공부에 대한 열정으로 제약회사 의학부에서 필요한 여러 역량을 갖추기 위해 고군분투한 것을 기억합니다.

이 책은 그동안 정 선생님이 실무에서 경험하고, 이를 위해 준비한 지식이 총망라되어 있습니다. 의학부의 목표 및 역할부터 학술 커뮤니케이션, 임상연구, 약물 안전성 관리 등 의학부 자체가 수행하는 업무뿐만 아니라, 회사내 다른 부서와의 협업을 포함해 최근 각광받는 환자 지원 프로그램, 멀티채널 인게이지먼트, 환자 중심주의, 컴플라이언스, 의약품의 허가초과 사용 등 제약 의사가 꼭 알아야 할 지식과 경험을 폭넓게 포함한 데 감탄을 금할 길이 없습니다.

최근 제약 의사가 주로 의학사업부에 근무하면서 제약 의학에 관한 다양한 관점이 많은 제한을 받고 있습니다. 이런 상황에서 정 선생님이 정리한 이 책이 제약 의사가 되기로 결심한 젊은 의사나 제약 의사로서 경험이 많지 않은 후배 의사뿐만 아니라 제약회사 의학부에 관심 있는 모든 분에게 큰 도움이 될 것으로 확신합니다.

2009년 《제약의학개론》이 한국제약의학회에서 발간된 후 추천할 만한 국내서가 없었고, 명맥을 이어가던 한국제약의학회지마저 발간되지 않는 지금, 이 책이 그러한 아쉬움을 해소할 것으로 생각합니다. 또한 제약 의사가 R&D로 진출할 기회를 얻을 때도 이 책이 적잖은 도움이 될 것으로 믿습니다.

훌륭한 책을 쓰신 정 선생님의 노력에 고마움을 표하며, 이 책 내용이 계속 업데이트되길 기대합니다. 추후 국내외 임상개발, 임상약리학 및 중개의학에 관한 내용도 추가됐으면 합니다. 한국 제약 의학 및 제약 의사의 건승과 발전을 기원합니다. 감사합니다.

2023년 10월

대한임상약리학회 회장 최성준

## • 들어가는 글 •

### 날로 커지는 의학부의 중요성

의약품이나 의료기기를 개발하고 판매하는 제약회사에서 의학부Medical Affairs는 왜 필요하고, 어떤 목표하에 어떤 역할을 하는가? 필자가 임상 의사들에게 제약회사 의학부에서 근무한다고 하면 연구개발직인지, 고급(?) 영업직인지, 마케팅의 일종인지 묻는다. 이처럼 의학부 역할을 잘 모르는 사람이 대부분이다. 의학부는 《Medical Affairs in the Healthcare Industry》라는 책에서 다음과 같이 정의했다.

> "Medical affairs(MA) in a healthcare industry is the bridge between the R&D and the commercial part of the organization. MA consists of a team of medical professionals that support the scientific understanding of the company's products following medical, ethical, regulatory, and legal standards. MA provides medical product expertise, education, scientific advice to internal and external stakeholders."[1]

의학부는 한마디로 의약학에 대한 전문지식을 바탕으로 회사내부 및 외부 이해당사자들에게 학술 정보와 교육을 제공함으로써 궁극적으로 의약품 및 의료기기가 환자들에게 올바르게 사용될 수 있도록 돕는 역할을 한다. Medical Affairs를 회사의 규모나 집중 영역에 따라 의학부, 학술부, 임상의학부, 임상학술부, 메디컬부 등 다양한 이름으로 부르고 있으나 본 책에서는 업계에서 통상적으로 사용하는 '의학부'로 통일하고자 한다.

한국에서 '의학부'가 생겨난 것이 언제였고, 전망은 어떨까? 우리나라 최초 제약 의사Pharmaceutical Physician인 산부인과 전문의 전병훈 박사가 1971년부터 한국화이자제약 메디컬 디렉터를 시작했으니, 그 이전부터 의학부 또는 학술부 등의 이름이 존재했을 것이다.[2] 그 사이 당연히 의학부의 명칭, 역할, 규모, 조직구성은 변천해 왔으며, 신약개발R&D 부서와 영업마케팅 같은 사업 부서Business Unit 사이에서 의학부 역할이 점차 중요해지면서 의학부는 지원 부서가 아닌 비즈니스 전략 수립과 전술 실행에 필수적인 핵심 부서가 됐다. 또한 신약 후보물질Candidate이 '약 · 의약품Drug · Medicine'이 되는 과정에서 축적되는 방대한 학술 정보를 이해하고 보건의료 전문가와 직접 소통하는 의약학 전문가의 수요가 증가하면서 의학부의 규모도 커지고 있다. 의학부는 다국적 제약사 위주였으나 국내 제약회사도 글로벌 제약회사와 파트너십, 라이센싱 및 신약개발을 통해 오리지널 의약품이 생기면서 학술 커뮤니케이션과 시판 후 임상연구를 위해 의학부 자체 조직이 생기고 있다.

현재 의학부 업무에 관한 마땅한 교과서나 참고서가 없고, 교육 커리큘럼도 제한적이라 회사별로 내부 표준작업지침서나 규정을 따르고 있다. 특히 회사 규모가 작거나 역사가 짧은 경우 의학부 업무의 표준 절차와 기준이 잘 정립돼 있지 않을 수 있다. 한국제약의학회에서 《제약의학개론》을 2008년 발간했으나 제약 의사를 위해 제약 의학Pharmaceutical Medicine 관점에서 기술했고, 초판 이후 개정하지 않아 참고하기에 한계가 있다. 의사, 약사, 간호사 외에도 생명과학 전공자 등 다양한 배경을 가진 전문가들이 근무하는 의학부의 실제 업무를 소개하는 실용서가 없어 아쉬워하던 차에 메디게이트뉴스에서 좋은 기회를 주셔서 2020년 7월부터 2021년 12월까지 37개의 의학부 칼럼을 게재했다. 본 책은 1년 반 동안 메디게이트뉴스에 연재한 칼럼을 다시 정리했으며 크게 총론 편, 학술 교류 편, 임상연구 편, 약물감시 편, 협업 편 및 기타 편으로 나눠 의학부의 전반적인 업무를 소개했다. 현재 의학부에서 근무 중인 분, 제약 관련 종사자이면서 의학부로 업무 전환을 고려하는 분, 향후 의학부 근무를 희망하는 의사나 보건의료 및 생명과학 전공자들이 의학부 업무를 이해하고 경력개발 방향을 찾는 데 도움이 되길 바란다.

끝으로 내게 글을 쓸 수 있는 재능을 주신 아버지, 성실함과 끈기를 가르쳐 주신 어머니, 첫 직장부터 지금까지 업계 스승인 최성준 선생님, 칼럼 게재와 출판을 도와주신 메디게이트뉴스 임솔 편집장과 두서없는 글을 책으로 만들어 주신 황교진 편집장에게 감사드린다. 또한 칼럼을 읽고 응원과 격려를 보내 주고, 도움이 필요할 때마다 자료를 제공하고 검토한 많은 업계 선후배와 동료들에게도 감사드린다. 초판이라 내용에 부족한 점이 많겠으나 독자들의 피드백을 통해 향후 개선해 나가도록 하겠다.

2023년 9월 정형진

**참고문헌**

1. Medical Affairs in the Healthcare Industry: An introduction. Peter Kruse
2. 제약의학개론. 한국제약의학회

## III. 임상연구 편

## IV. 약물감시 편



## V. 협업 편

## VI. 기타



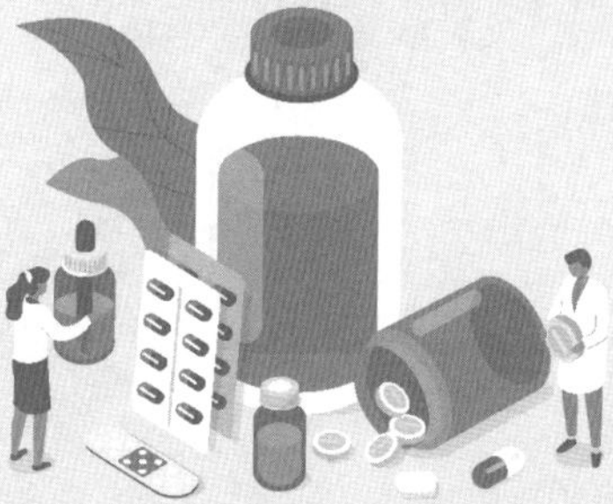

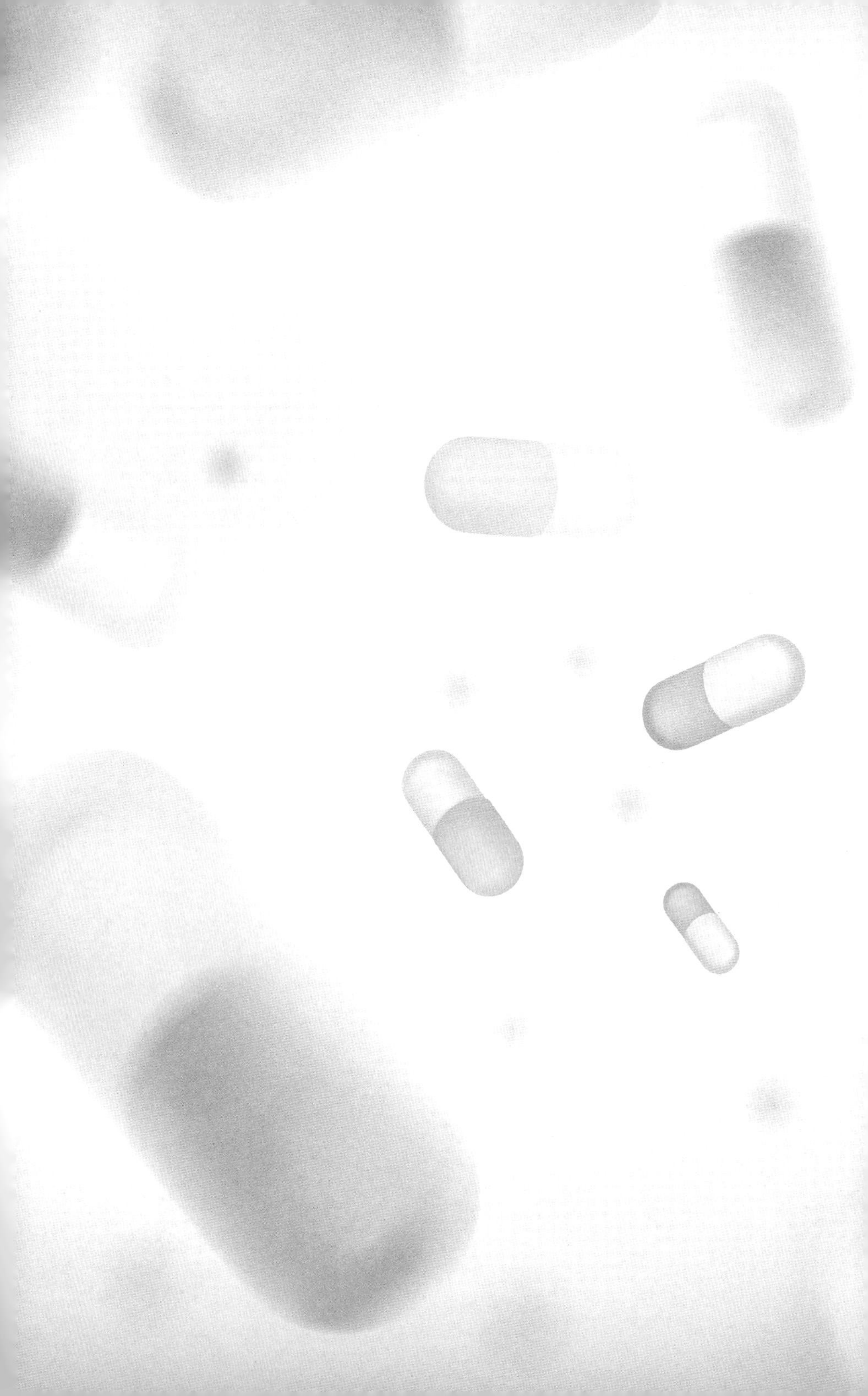

# I

# 총론 편

# 1. 의학부의 목표와 역할

## 제약회사 의학부, 전략적 파트너로 진화 중

나는 가정의학 전공의를 시작할 때부터 진료 외 다른 일을 하겠다고 생각했지만 구체적인 계획은 없었다. 의학전문기자가 되려면 글을 잘 써야 할 것 같았고, 복지부나 식약처 같은 정부기관에서는 무슨 일을 할 수 있을지 감이 잡히지 않았다. 의사들의 대표적인 인터넷 포털사이트가 '메디게이트'인데 구인 · 구직난에 다국적 제약회사가 의학 자문의Medical Advisor를 채용한다는 공고가 가끔 올라왔다. 2006년 말 전임의 시절 메디게이트 공고를 통해 사노피-아벤티스에서 의학자문의를 시작했는데 사실 의학부나 의학자문의가 무엇을 하는지도 모르고 입사했다. 나처럼 의학부에 입사하면 안 되므로 의학부가 왜 필요한지, 어떤 일을 하는지 설명한다.

먼저 제약·의료기기 회사의 사명Mission: Why은 무엇인가? 예를 들면 화이자는 'Working together for a healthier world'이고[1], 한미약품은 '고귀한 생명을 위하여 더 좋은 약을 만든다'이다.[2] 회사마다 표현은 다르겠지만 혁신적인 의약품이나 의료기기를 개발하여 전 세계 환자들의 질병을 치료하거나 예방하여 그들의 건강을 유지 및 증진하는 데 있을 것이다.

제약회사의 사명을 달성하기 위한 의학부의 목표Goal: What는 무엇인가? 어떤 책에서는 '의학부는 규정에 따라, 학술적이고, 윤리적이며, 전문적인 방법으로 의학적 전문성과 교육을 내외부 이해당사자들에게 제공하여 회사의 사명을 달성한다'고 했다.[3] (Medical affairs will achieve the company mission by providing medical expertise and education to our internal and external stakeholders in a compliant, scientific, ethical and professional ways.)

일본제약협회Japanese Pharmaceutical Manufacturers Association: JPMA가 2019년 4월 발간한 의학부 활동에 대한 합의문Consensus Statement을 보면 의학부의 사명은 환자를 위해 의학적 진료를 개선하는 데 기여하는(contribute to improved medical care for the benefit of patients) 것이며, 이를 위한 목표는 의학부 활동을 통해 실제 진료 환경에서 더 나은 진단과 치료 결정을 이끌고, 의학과 과학의 진보에 이바지하는 것이라 했다.[4]

그렇다면 의학부의 역할Roles, How은 무엇인가? 앞서 인용한 일본제약협회 합의문은 다음 네 가지를 의학부 역할과 구체적인 활동으로 언급했다.[4]

1. 실제 진료 환경에서 충족되지 않은 의학적 요구를 찾아내는 것: 외부 보건의료전문가와 학술 교류, 개별자문이나 자문위원회Advisory Board 회의, 논문이나 학회에서 정보 수집 등.
2. 미충족 요구에 대응하여 회사 제품의 가치를 환자와 보건의료전문가에게 최적화하기 위해 의학부 계획Medical Plan을 세우는 것: 미충족 요구와 회사의 역량과의 갭 분석, 임상 근거 생성 전략, 출판 계획 수립 등.
3. 의학부 계획에 따라 임상 근거를 생성하는 것: 회사주도 연구나 역학 · 데이터베이스 연구 수행, 연구자주도 임상연구 지원 등.
4. 생성된 근거를 포함하여 의학적 · 과학적 정보를 전파하는 것: 보건의료전문가에게 의학적 · 과학적 정보 제공, 요청에 따른 허가사항 외 정보 제공, 연구 결과를 출판하거나 학회에서 발표, 외부 연자나 내부 직원에 대한 교육, 판촉물 검토 등.

의학부전문가협회Medical Affairs Professional Society: MAPS는 2020년 5월 발간한 백서에서 의약품의 안전하고 적절한 사용의 보장을 목표로 의학부가 집중해야 할 다섯 가지 핵심 역할을 '고객 식견 수집, 임상 근거 생성, 근거 전파, 의학부 리더십, 거버넌스 · 규정 준수'로 제시했다.[5] 고객 식견Insights 수집은 일본제약협회 합의문의 첫번째에 해당하고, 임상 근거 생성Evidence Generation은 세번째, 근거 전파Evidence Dissemination는 네번째, 의학부 리더십Medical leadership은 두번째, 거버넌스·규정 준수Governance & Compliance는 전체적으로 해당하므로, 의학부 역할이 어느 정도 공통적으로 정의되었다(〈표 1〉).

| | Consensus Statement on Medical Affairs Activities, JPMA[4] | The Value of Medical Affairs, MAPS[5] |
|---|---|---|
| **Mission** | Contribute to improved medical care for the benefit of patients | Advance patient care and ensure the well-being of patients |
| **Goal** | Lead to better diagnosis and treatment decision in real-world medical practice and to progress in medicine and science | Ensure safe and appropriate use of medicines |
| **Roles** | Identify unmet medical needs in real-world clinical settings | Insights |
| | Develop a 'medical plan' to optimize the value of the company's products to patients and HCPs | Medical leadership |
| | Generate evidence | Evidence generation |
| | Disseminate medical and scientific information | Evidence dissemination |
| | Governance & Compliance | |

〈표 1〉 Mission, Goal and Roles of Medical Affairs[4,5]

다시 요약하면 의학부의 핵심 역할은 임상 근거 창출과 학술 커뮤니케이션으로 간단히 정리할 수 있고, 세부적인 활동은 맥킨지

보고서를 참고하여 〈표 2〉로 정리했다.[6] 다국적 제약회사의 한국 지사에 근무하는 의학부 직원들도 같은 목표하에 거의 유사한 역할과 활동을 하고 있으며, 국내 제약회사의 경우 독립적인 의학부 조직이 없거나 오리지널 제품이 적은 경우 해당 활동들이 제한적일 수 있다.

| Roles | Typical Activities |
| --- | --- |
| **Evidence Generation** | • Design and execute Ph IV and observational studies<br>• Assist clinical development for marketing authorization<br>• Design or support health outcomes research for reimbursement |
| **Insights & Analytics** | • Gather market and customer information<br>• Participate in risk-benefit assessments of drug<br>• Generate and share new insights from interaction from external stakeholders<br>• Assess business development opportunity |
| **Scientific Communication** | • Synthesize and disseminate data through publications, medical education, medical information services, and interaction with KOLs<br>• Develop relationships and provide expertise to external and internal stakeholders |

〈표 2〉 Roles and Activities of Medical Affairs[6]

위에서 언급되지 않았으나 약물감시Pharmacovigilance도 의학부의 핵심 역할 중 하나로 환자 중심주의Patient Centricity를 바탕으로 의약품의 안전한 사용을 위해 최근 중요성이 커지고 있다. 의약품의 부작용 정보를 수집 · 보고하고, 정기적으로 의약품의 위험 · 이득을 평가하여 환자, 보건의료전문가 및 규제기관에 최신 안전성정보를 제공한다. 올바른 의약품 사용과 약화 사고를 예방하기 위한 약물감시의 역할은 추후 약물감시 편에서 자세히 설명하겠다.

마지막으로 앞으로 의학부의 전망은 어떨까? 예전에는 문헌 검색 · 요약, 영업담당자 교육, 제품 의학적 문의에 대한 답변, 판촉물 검토, 신약 재심사를 위한 시판후 조사PMS의 수행 등 타 부서나 고객의 요청 및 규정에 따른 수동적인 역할이 많았다. 이후 전문적인 의학정보를 다루기 위한 학술 기능과 한국에서 글로벌 임상시험 활성화 및 국내 임상근거 생성을 위한 임상연구 기능이 강화되면서 의학부는 단순한 지원부서가 아닌 내부 연구개발 부서와 사업부서 사이에 중요한 가교 역할을 한다. 또한 회사를 대표하여 외부의 다양한 이해당사자5Ps들과 가교 역할도 하고 있다[5](〈그림 1〉).

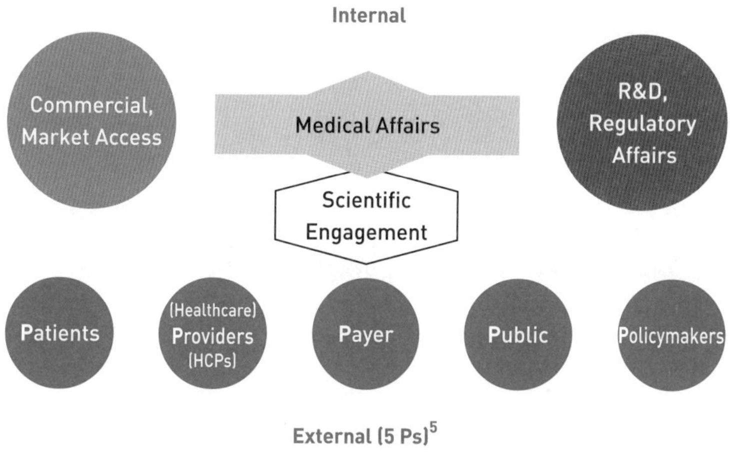


〈그림 1〉 Internal and External Interfaces of Medical Affairs[5]

환자 중심주의, 깊고 다양한 의약품 정보에 대한 고객 요구 증가, 제약 비즈니스를 위한 윤리 규정 강화, 디지털화에 따른 빅데이터 분석 증가, 실사용 데이터Real World Data의 적극적인 활용 등 보건의료 및 제약 환경 변화에 대응하기 위해 의학부의 역할은 앞으로 더욱 중요해질 것이다. 2019년 4월 발간한 맥킨지보고서에 따르면 의학부는 연구개발 부서 및 사업부서와 함께 전략적인 파트너로 진화하고 있으며, 향후 제약회사의 최고경영자가 의학부에서 나올 것으로 전망하고 있다.[7]

**참고문헌**

1. https://www.pfizer.com/about/careers/working-here/our-purpose (2023년 3월 4일)
2. https://www.hanmi.co.kr/hanmi/handler/Company-CompanyCeo (2023년 3월 4일)
3. Medical Affairs in the Healthcare Industry: An Introduction. Peter Kruse.
4. Consensus Statement on Medical Affairs Activities. Japan Pharmaceutical Manufacturers Association (JPMA). April 1, 2019.
5. Communicating the value of medical affairs: A MAPS white paper. May 28, 2020.
6. A 2017 Vision for Medical Affairs. McKinsey&Company. March 2008
7. A Vision for Medical vision in 2025. McKinsey & Company. April 2019

## 2. 의학부 조직

### 의학부 부서장하 학술교류팀 · 의학정보팀 · 임상연구팀 · 약물감시팀 · 거버넌스팀

내가 의학부에서 업무를 시작한 2006년과 비교해보면 의학부 조직에도 많은 변화가 있었다. 조직이 커졌고, 업무가 다양해졌고, 전문 기능에 따라 팀이 분리하기도 했다. 학술 커뮤니케이션과 임상연구를 통한 근거 창출의 중요성이 커지면서 의학부가 신설되거나 기존 의학부 인원이 증가했다. 실제 인원 수가 늘어나지 않았다면 조직이 분리되었거나 내부 직원을 채용하기보다 외부 업체에 업무를 의뢰했을 것이다. 2010년 전후로 보건의료전문가와 정기적인 학술교류를 위해 현장 근무 학술담당자Field Medical가 생겨났고, 최근 의학부 업무의 질관리와 역량 향상을 위해 엑설런스 기능이 신설되고 있다. 회사에 따라 임상연구나 약물감시 기능은 의학부에서 분리되어 독립적으로 본사에 보고하기도 하지만 여전히 의학부와 유기적인 업무 관계를 유지한다.

예전에는 글로벌 제약회사의 임상개발부Clinical Development와 의학부Medical Affairs 조직이 합쳐져 있어 약어로 'CDMA'라 불렸다. 이후 임상개발부은 시판 승인Marketing Authorization 목적의 허가 임상시험Registration Trial: Phase 1, 2, 3 수행이 주된 역할이므로 전체 연구개발R&D 조직으로 통합되고, 의학부는 시판허가 이후에 주로 관여하므로 별도 조직으로 분리되었다. 국내 제약회사는 신약 후보물질 발굴부터 비임상개발Nonclinical Development까지는 신약개발연구소에서 담당하고, 임상개발은 주로 개발본부에서 담당한다. 국내 제약회사 의학부는 개발본부에 소속될 수도 있고, 별도로 존재할 수도 있는데 회사의 규모나 신약 보유 유무 등에 따라 달라질 수 있다. 최근에는 국내회사도 의학부를 독립적인 조직으로 분리하는 추세다.

글로벌 제약회사의 한국지사 조직은 〈그림 1〉과 같다. 글로벌 회사는 매트릭스 조직인 경우가 많아 기능별로 본사에 직접 보고하는 부서가 많다. 의학부의 일반적인 조직 구성은 〈그림 2〉와 같다. 의학부 부서장Country Medical Director이 전체 조직을 리드하고, 크게 학술팀, 의학정보팀, 임상연구팀, 약물감시팀, 엑설런스팀을 두고 있다. 의학부 부서장은 보통 본사Regional Medical Director에 보고하

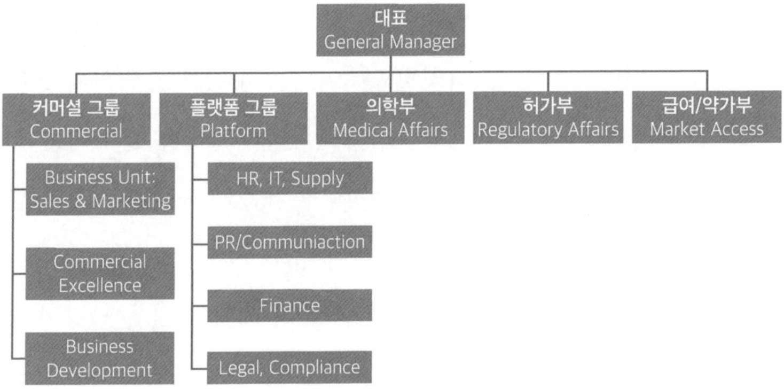


〈그림 1〉 제약회사 조직(국내 제약회사는 신약개발연구소와 공장이 추가됨)

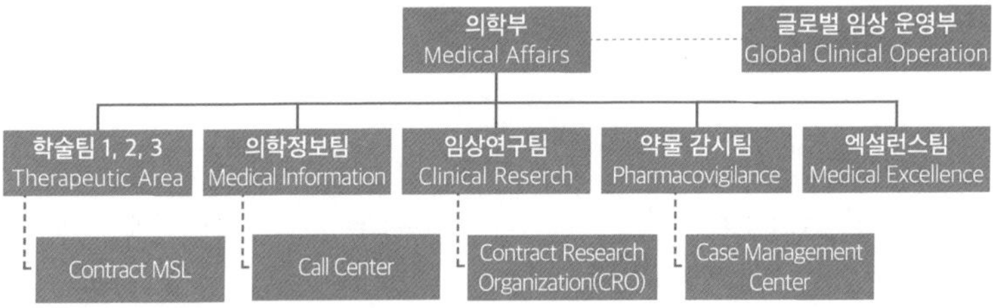


〈그림 2〉 의학부 조직

나 한국 대표에게 직접 보고하기도 한다. 회사의 전략적 방향이나 규모 및 신약 보유 정도에 따라 의학부 조직 구성, 규모, 운영 모델, 팀 명칭 등은 다를 수 있다.

학술팀Therapeutic Area: TA은 의학부에서 큰 비중을 차지하며 자사 의약품과 관련된 치료 영역에서 의사와의 학술 교류Scientific

Exchange/Interaction가 주된 업무이다. 일방적인 제품정보 전달에 그치지 않고, 임상시험 또는 리얼월드데이터를 바탕으로 의사와 질의응답 및 토론을 통해 의미 있는 의사의 식견Insight을 끌어내는 역할을 하기 때문에 '교류'라고 표현한다. 의약품의 축적된 정보가 많고 깊이 있는 전문성이 필요하므로 의사Medical Advisor나 약사 · 생명공학 석 · 박사Medical Science Liaison, MSL가 해당 역할을 담당한다. 회사가 다양한 질병군에 제품을 보유하고 있는 경우 전문성을 보장하기 위해 질병(군)별로 팀이 다시 나눠진다. MSL 업무를 대행하는 업체도 생기고 있으나 해당 역할의 전략적 중요성을 고려하여 회사에서 직접 고용하여 학술전문가로 발전시켜 고객과 장기간 파트너십을 구축하려고 한다.

의학정보팀Medical Information: MI은 외부 고객들의 제품 문의에 대한 답변, 판촉물 리뷰 · 관리 및 내부 직원을 위한 제품 교육 등을 담당한다. 일반적인 제품 문의에 대한 답변은 콜센터에 외주를 맡기는 추세이며, 내부 직원을 위한 제품 교육은 메디컬 어드바이저나 MSL이 담당하는 경우가 많아 판촉물 리뷰 · 관리에 업무가 집중돼 있다. 최근 의학정보를 전달을 위해 웹사이트나 모바일 채널을 구축하거나 제품 문의에 인공지능을 적용하여 자동화된 답변Automated Response을 제공하려는 시도가 많아지면서 의학정보팀이 디지털 전환을 주도하고 있다.

임상연구팀Clinical Research: CR은 주로 허가 후 임상시험Post-Approval Cclinical Trial: Phase 4이나 관찰연구Observational/Non-Interventional Study 및 재심사를 위한 시판후 조사PMS를 담당한다. 허가 후 임상시험은 적응증 추가를 위한 임상시험이나 기존 경쟁품과 비교 목적의 임상시험인 경우이고, 관찰연구는 실제 진료 환경에서 의약품의 효과와 안전성을 추가적으로 확인하고자 한다. 허가 목적의 글로벌 임상시험을 수행하는 팀은 의학부에서 분리해 본사 R&D 조직에 직접 보고하는 경우가 많다. 심평원이나 보험공단 같은 청구 자료를 활용한 빅데이터 분석이 활발해지고, 리얼월드데이터의 중요성과 활용도가 커짐에 따라 임상연구팀의 역할이 다시 주목받고 있다. 임상연구팀은 주로 연구 전략 수립과 프로젝트 관리를 담당하고, 연구기관 관리, 데이터 처리, 통계 분석 및 보고서 작성 등은 외부수탁기관Contract Research Organization: CRO에 위탁한다.

약물감시팀Pharmacovigilance: PV은 약물의 부작용 정보를 수집하고 분석하며, 본사 및 허가당국에 보고한다. 다양한 경로를 통해 보고되는 부작용을 분석하여 의약품의 잠재적인 위험을 탐지하고, 부작용 정보가 잘 수집 · 보고될 수 있도록 절차를 개선하고, 정기적으로 의약품의 위험 · 이득을 평가하는 등 약물감시의 역할이 중요해지고 있다. 약물감시팀은 국내 의학부 소속인 경우가 많으나 국제 규정 및 본사와 기능적인 조화가 중요해지면서 본사에게 직접 보고하는 경우도 있다. 반복적인 개별 부작용 사례의 처리와 보고를 위해 Case Management Center를 별도로 두기도 한다.

엑설런스팀Medical Excellence: MEx은 의학부 규모가 큰 경우부터 신설되는 팀으로 의학부의 컨트롤 타워 역할을 한다. 의학부 인원도 많아지고, 의학부와 관련된 업무가 복잡해지고, 컴플라이언스 규정이 까다로워짐에 따라 의학부 활동들이 표준작업지침서나 내·외부 절차 및 규정에 따라 적절히 진행되도록 돕는다. 본사 감사Audit나 규제기관의 실태조사Inspection가 있을 경우 준비, 진행, 및 사후관리를 담당하고, 업무별로 위험도를 평가하여 자체적인 질관리를 실시하기도 한다. 의학부 부서원들의 역량 개발을 위한 교육 프로그램 개발, 주요 성과지표 관리, 고객관리 시스템CRM 개발·관리 등 업무 영역을 새롭게 확장하고 있다.

의학부가 하나의 지원부서에서 연구개발부R&D와 사업부Business Unit의 전략적인 파트너로 진화하면서 그 조직 규모나 구성이 달라져 왔다. 앞으로도 환자 중심의 비즈니스 전략, 의약품 정보의 복잡성, 근거 중심의 의학정보 교류, 리얼월드데이터 생성의 중요성 및 컴플라이언스 규정 강화 등으로 의학부 조직 규모가 더 커질 것으로 예상한다. 최근 영업담당자 같은 사업부 인원은 유지 또는 감소하는 추세이나 의학부 인원은 꾸준히 증가하고 있다.

의학부는 회사내 연구개발부와 사업부 사이 가교 역할과 함께 회사와 외부 보건의료전문가, 환자 및 기타 이해당사자들과 가교 역할을 하는 핵심부서가 되었다. 이를 위해 의학, 약학, 간호학, 생명공학 등 다양한 전공 배경을 가진 직원들이 여러 팀에서 근무하고 있으며, 각자의 전문성을 바탕으로 환자의 더 나은 삶을 위해 노력하고 있다. 학술 전문성, 고객과의 커뮤니케이션 스킬, 영어 능력, 학습 민첩성 등이 요구되어 진입장벽이 높은 편이나 의약학 전공자가 아니더라도 관련 교육·업무 경력이 있다면 충분히 도전할 만한 분야이다. 의학부는 여성 직원 비율이 80~90% 정도로 압도적으로 높고, 수평적인 문화, 다양성 및 일과 가정의 균형이 존중되는 분위기이므로 특히 여성들이 경력 개발을 이어가기에 좋은 환경이다. 다양한 전문성을 가진 인재들이 제약회사에서 꿈을 키워가기 바란다.

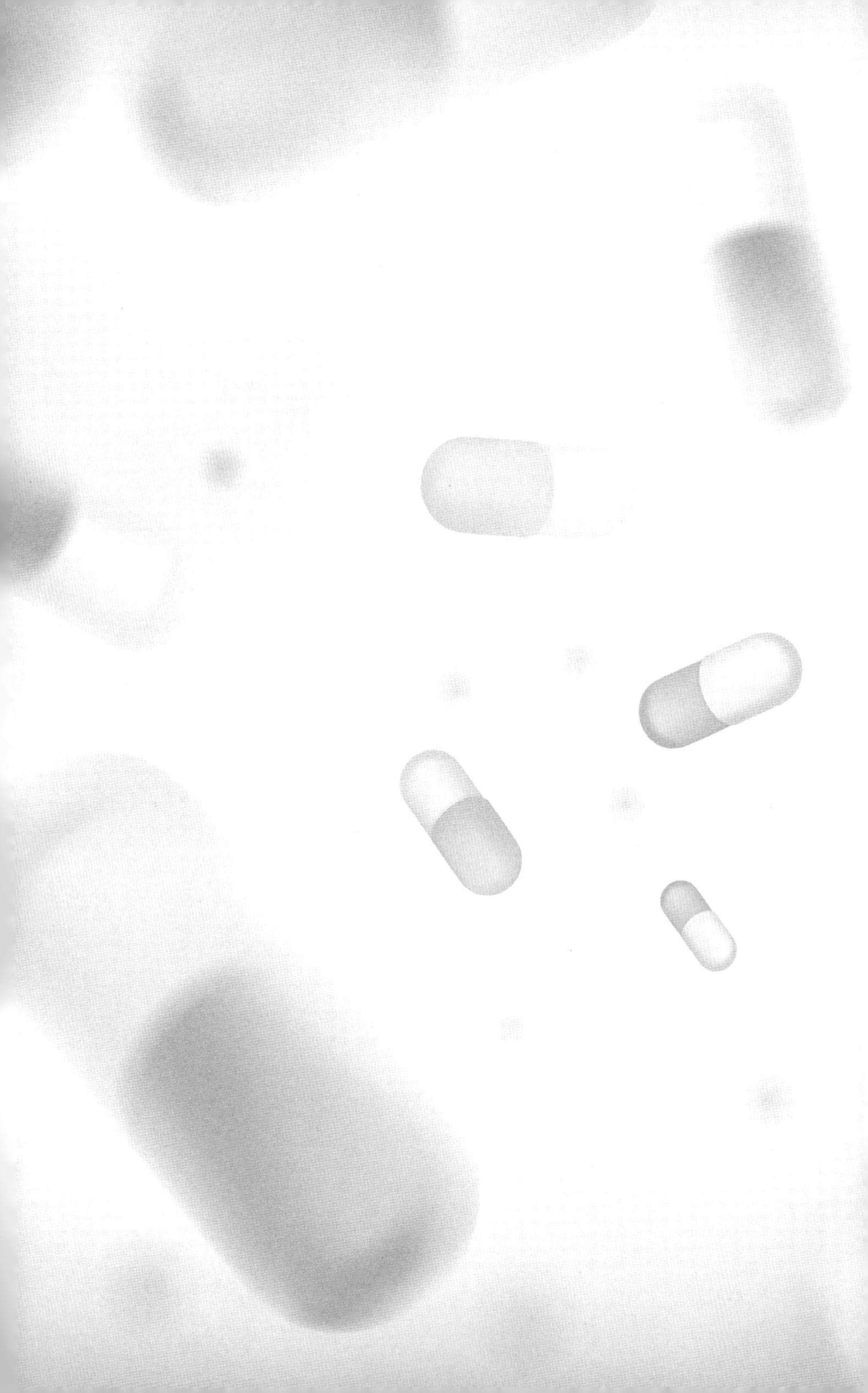

# II

# 학술 커뮤니케이션 편

# 1. 학술 교류(Scientific Exchange)

### 학술담당자, 제품의 객관적인 정보를 제공해 의사 판단에 도움

내가 처음 Medical Advisor를 할 때 심혈관계를 담당했다. 항고혈압제, 항혈소판제, 항응고제, 항부정맥제 등 다양한 약물이 있었고 학술담당자는 나 혼자였다. 담당 약물이 많다 보니 정기적인 방문을 위한 주요 고객 리스트가 없었다. 고객의 질문이나 연구 제안에 따라 수동적인 방문을 할 수밖에 없었다. 지금은 상황이 달라져서 세부 치료 영역별로 학술담당자가 있고, 정기적으로 주요 고객을 방문하면서 학술 교류를 진행한다. 이 챕터에서는 영업담당자와 학술담당자의 차이를 설명하고 학술담당자의 학술 교류 개념과 목적 및 구체적인 활동을 소개한다.

제약회사 영업담당자는 지역별로 배치되어 자사 의약품에 대한 정보를 담당 의사에게 전달한다. 의학부 학술담당 직원의 역할도 제품정보 전달이 기본이므로 영업담당자와 학술담당자의 역할에 혼선이 있을 수 있다. 실제 많은 의사가 두 담당자의 소속 부서와 역할을 구별하지 못한다. 예전에는 영업담당자를 의학 대변인 Medical Representative: MR이라 불렀는데 영업담당자는 병원 일선에서 직접 의사를 만나call 제품정보를 설명detail하고, 학술담당자는 본사에서 근무하므로 바로 고객 방문이 어려워 영업담당자가 일차적인 의학·학술담당자의 역할까지 했다. 하지만 한국도 의학부에 학술담당자가 있고, 필요시 바로 고객 방문이 가능하므로 영업담당자를 MR로 부르는 것은 예전 용어다.

영업담당자는 제품 허가사항을 벗어난 정보Off-Label Information 나 개발 중인 약물 정보를 다룰 수 없고, 제품이나 경쟁품과 관련된 전문적인 학술 정보를 전달하는 데 한계가 있다. 또 의사는 필요한 정보를 회사내 전문가에게 빨리 얻고, 자사 제품정보뿐 아니라 경쟁품, 개발 중인 약물, 임상연구 지원 등 다양한 주제를 깊이 논의하기를 원하기에 학술담당자의 필요성이 증가했다. 특히 북미나 유럽 등 제약시장이 일찍부터 발달했고, 국토가 넓어 본사 학술담당자가 바로 방문하기 어려운 경우 그 지역 의사를 빨리 방문할 수 있는 현장 기반 학술담당자Field Based Medical를 별도로 채용하기 시작했다. 현장 기반 학술담당자는 MSLMedical Science Liaison이란 이름으로 1967년 미국 제약회사인 업존Upjohn이 처음 도입했다.[1]

영업담당자의 역할은 의사가 자사 의약품의 적응증Indication에 맞는 환자에게 제품을 처방하게 하는 것이고, 실적 달성에 따라 성과급을 받는다(판촉적; Promotional). 의학부 학술담당자는 자사 제품 정보뿐 아니라 해당 치료 영역, 임상진료 환경 및 관련 약물 정보를 바탕으로 의사에게 객관적이고 균형 있는 정보를 제공해 의사가 제공된 약물 정보와 환자의 임상 상황을 고려해 가장 적합한 약물을 선택하도록Informed Decision 돕는 역할을 한다(비판촉적; Non-Promotional 〈그림 1〉). MSL Society가 발간한 'MSL Guidelines'은 서로 간의 역할을 다음과 같이 명확히 구별했다. 'MSLs engage in scientific exchange; they have non-promotional interaction that are objective, balanced, appropriately substantiated, free of promotional messages, and are scientific in tone and content. Sales representatives engage in on-label discussion with HCPs that are specific to marketed products using material approved for promotional use.'[2]

따라서 학술담당자는 사업부가 아닌 의학부 소속이며, 의학자문

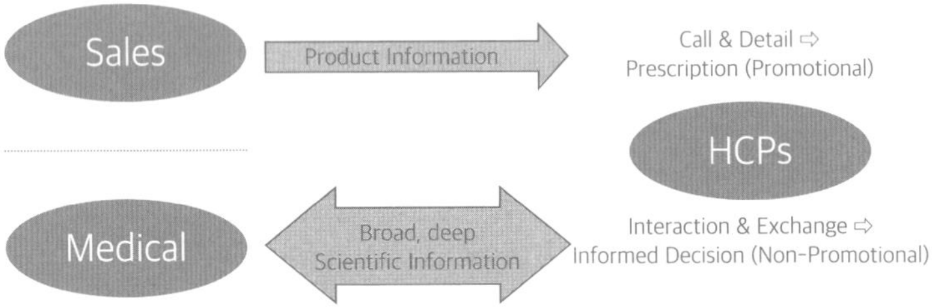


〈그림 1〉 Differences Between Sales and Medical Representatives
(HCP: Healthcare Professional)

의Medical·Scientific Advisor, Therapeutic Area Physician·Expert나 의학 학술 교류자Medical Science Liaison: MSL가 해당 역할을 담당한다. 최근 한국에서도 MSL은 특정 지역을 배정받아 정기적이고 계획된 학술 교류를 담당하는 현장 기반 학술담당자Field Based Medical의 역할이 강조되면서 주로 내근 업무 위주인 의학자문의와 구별되고 있다(〈표 1〉). 학술담당자의 가용한 인력, 해당 치료 영역 특수성, 고객의 수요, 제품의 생애주기 등을 고려해 현장 업무MSL와 내근 업무Advisor를 병행하는 하이브리드 역할을 설정할 수도 있다. 일부 회사는 두 역할을 구분하지 않는 경우도 있다.

| | Medical Advisor | Medical Science Liaison |
|---|---|---|
| Base | Office based | Field based |
| Main Roles | Medical strategies & plans | Field engagement & execution |
| Responsible Research | Company sponsored | Investigator initiated |
| Medical Events | Planning and design | TL and speaker management |
| Training Provision | Disease focus | Product focus |
| Promotional Material | Reviewer | Not involved in the review |
| Internal Meeting, Projects | More involved | Less involved |
| Cross-functional Interfaces | Broad | Mainly sales & marketing |
| RA, Market Access | Bridging·Access strategies | Related TL management in the field |

〈표 1〉 Differences Between Medical Advisor and MSL

학술 교류Scientific Exchange/Interaction에서 교류의 의미는 양방향 소통이다. 학술담당자가 일방적으로 제품정보를 전달하는 것이 아니라, 의사와 질의응답 및 토론을 통해 깊이 있는 제품정보를 전달하고, 의사의 판단이나 행동을 이끄는 믿음이나 근거 같은 식견Insight을 끌어내는 역할을 하기 때문에 '교류'라고 표현한다. 또 하나 중요한 수식어는 '동료 간'Peer to Peer 교류인데 학술담당자는 실제 의사가 아닌 경우가 많지만 의사와 동료 수준으로 학술 교류가 가능할 만큼 전문성이 있어야 한다는 의미이다. 여기서 전문성은 의약품을 넘어 연구개발, 제약산업, 임상진료 환경, 임상연구, 컴플라이언스 등 다양한 지식과 경험이 필요하므로 학술담당자의 자격(의사, 약사, 생명공학 석·박사 등)도 중요하지만 회사에서 이들을 위한 체계적인 교육·훈련이 필요하다.

학술담당자가 교류하는 고객은 자사 의약품과 관련된 모든 의사가 아니라 임상진료 경험이 풍부하고, 연구나 출판 실적이 많아 다른 의사에게 영향력이 있는 분들이다Thought Leader: TL or Key Opinion Leader: KOL. 이분들은 병원이나 학회에서 매우 중요한 위치에 있으면서 진료, 연구 및 외부 활동으로 항상 바쁘므로 만나기도 어렵고, 만나더라도 긴 시간을 교류하기 어렵다. 따라서 학술담당자는 전문적인 지식뿐 아니라 제한된 시간 내 고객에게 필요한 정보를 간결하게 전달하고, 고객의 식견을 끌어내는 대화 기술도 필요하다. 따라서 의학부에서는 고객 성향에 따른 커뮤케이션, 적절한 질문, 답변 및 추가 질문을 위한 퍼실리테이션, 학술 교류 준비, 진행, 마무리까지 단계별 롤플레이 등 다양한 교육을 통해 학술담당자를 전문가로 발전시킨다.

학술 교류 과정에서 의사와 제품 관련 정보 외에 어떤 대화를 나눌 수 있는가? 회사 관점에서는 처방 의사로부터 제품 사용경험을 들으면서 제품의 장단점을 파악할 수 있다. 신제품 출시 시점에는 해당 치료 영역에서 미충족 수요나 적합한 환자군에 대한 조언을 구할 수 있다. 회사가 진행하는 임상연구자라면 진행 상황이나 이슈를 파악하여 관련 팀에 공유한다. 학술 행사를 진행한다면 주제에 대한 논의, 강의 의뢰 그리고 수락한 연자에게는 연자 트레이닝을 제공할 수 있다. 의사 관점에서는 자사 제품이나 질병 관련 연구 Investigator Initiated Research: IIR를 제안할 수 있고, 학술 행사에 관심 있는 주제나 연자를 추천할 수 있다. 글로벌 · 리전 차원에서 한국 의사를 좌장 · 연자나 자문위원으로 초대하는 경우 한국 학술담당자가 커뮤니케이션을 위한 가교 역할을 한다. 이런 학술 교류 과정에서 의사에게 얻은 정보를 바탕으로 학술 활동 계획을 세우고, 사업부와도 긴밀히 공유하여 비즈니스 전략에 반영한다.

학술 교류를 통한 의학부 학술담당자와 의사와의 양방향 소통과 협력을 통해 궁극적으로 회사와 의사 간에 장기적이고, 서로 신뢰하는 파트너십을 형성할 수 있을 것이다. 전문적이고 다양한 학술

정보와 임상연구에 대한 높은 고객 니즈에 따라 앞으로 의학부 학술담당자가 크게 증가하고, 디지털을 활용한 비대면 활동이 활발해지면서 학술 교류 방법과 채널도 다양해질 것으로 예상한다. 학술담당자는 항상 환자의 건강과 안전을 중심에 두고 근거에 기반한 정확한 제품정보의 장점과 단점을 균형 있게 전달함으로써 처방의가 제품의 유효성과 안전성을 객관적으로 판단할 수 있도록 도와줘야 한다. 또한 학술 교류가 판촉 활동으로 비치지 않도록 회사 및 업계의 규정과 가이드라인을 잘 준수할 필요가 있다. 최근에는 학술 교류의 양적 · 질적 성과지표 설정과 이로 인한 효과Impact 측정에 관한 논의가 활발히 이뤄지고 있다.

**참고문헌**

1. https://themsls.org/what-is-an-msl/ (2023. 03. 05)
2. MSL Guidelines. Medical Science Liaison Society (MSLS), V 1.0, Dec 2018

## 2. TL(Thought Leader) 관리

### 임상진료 경험·전문성으로 다른 의사들에게 영향력 있는 전문가로서 교류

의학부 학술담당자가 주로 교류하는 고객은 회사가 판매하거나 개발 중인 의약품과 관련된 모든 의사가 아니라 임상진료 경험이 풍부한 해당 치료 영역 전문가로서 연구나 출판 실적이 많아 동료 의사에게 영향력이 있는 분들이다. 이런 전문가를 일반적으로 Key Opinion LeaderKOL라 했으나 최근 제약업계에서는 Thought LeaderTL로 부르고 있다. 번역이 마땅치 않아 영문 그대로 표기한다. 영업담당자는 지역별로 배정되어 자사 의약품을 사용할 가능성이 있는 대부분의 의사를 방문하지만 학술담당자는 인원이 소수이고, 학술 또는 연구 목적으로만 방문하므로 TL이 주요 고객이다. 이렇게 임상 · 학술적으로 전문가이고, 학회에서 높은 위치에 있는 분들과 교류해야 하므로 의학부 학술담당자의 자격과 역량은 매우 중요하다.

일본제약협회가 발간한 의학학술교류(Medical Science Liaison, MSL 활동에 관한 합의문을 보면 MSL 역할의 세 번째로 외부 전문가의 독립성을 존중하면서 견고하고 긍정적인 관계를 개발·유지해야 한다MSLs should try to develop and maintain robust and positive relationships while respecting the independence of external experts고 언급했다.[1] 외부 전문가는 특정 의학·학술 분야에서 뛰어난 전문성을 갖고, 해당 학회에서 리더십이 있는 분으로 정의했다. 의학부에서 학술적인 목적으로 교류하는 전문가는 따로 KOL, TL, Scientific Thought LeaderSTL 등으로 구별할 수 있다고 했다.[1]

그러면 TL과 좋은 관계형성이 왜 중요한가? 피터 크루제Peter Kruse는 《보건의료산업에서 의학부》란 책에서 TL 네트워크를 형성하고 키우는 것Establish and nurture thought leader network을 MSL의 첫 번째 역할로 강조했다.[2] 고도로 훈련된 의학부 담당자와 학술 교류는 의사에게 큰 가치를 제공하고, 학술 기반의 믿을 만한 회사라는 긍정적인 인상을 준다고 했다.[2] MSL Society도 MSL의 일차 목적은 전문적이고 정직한 방식으로 주요 KOL과 윤리적 관계를 조성하는 것이라 했다.[3] TL과 학술 교류를 통해 장기간, 신뢰 할 수 있는 파트너십을 유지함으로써 회사는 TL로부터 전문적인 식견을 얻어 비지니스 전략에 반영하고, 회사가 진행하는 임상연구에 참여시키고, 다양한 국내·해외 학술 행사에 좌장·연자나 자문위원으로 초대할 수 있다.

TL은 최신 학술 정보를 학술담당자로부터 정기적으로 업데이트 받고, 관심 있는 연구자주도 연구에 회사 지원을 요청하거나 본사 학술전문가와 연구나 출판 등의 협업을 통해 서로 윈윈할 수 있다. 한 설문에 따르면 TL들이 제약회사와 관계에서 가장 가치를 두는 세 가지로 Clinical Research Involvement, Scientific Discussions, New Credible Data/Insight를 꼽았다.[4] TL과 관계형성은 단기간에 이루어질 수 없고, 신뢰 기반의 관계를 지속적으로 유지하기 위해서는 학술담당자의 자격, 지식, 경험 및 기술이 매우 중요하므로 회사는 채용 후에도 이들의 교육·훈련에 많은 시간과 비용을 투자한다. 최근 제약회사 의학부에 MSL 같은 학술담당자의 수요가 많이 증가하고 있으나 이를 담당할 전문 인력이 부족하므로 새로운 직무 기회를 찾는 의사, 약사, 생명공학 석·박사들에게 좋은 커리어의 기회가 될 것이다.

신약개발에 집중하고 있는 국내 제약회사도 TL 관리가 중요하다. 신약개발은 임상적인 미충족 요구Clinical Unmet Needs에서 출발하는데 그 요구를 가장 잘 알고 있는 전문가가 임상 현장의 TL이기 때문이다. 학술담당자는 신약개발에 관심과 경험이 있으면서 학계에 영향력이 있는 연구자를 발굴하고, 신약의 초기 임상개발부터 협력을 이끌어 내어 이 TL(연구자)들이 향후 신약개발 방향을 제안하고 임상시험에 적극적으로 참여하도록 조정하는 역할을 담당한다.[5] 실제 신약이 허가된 후 시장에 출시되면 이 TL들이 해당 제품의 학술 대변자가 되어줄 것이다.

2013년 해외 컨설팅 회사에서 MSL-TL 관계에 대한 설문조사 TL Feedback Survey를 진행했고 이에 몇 가지 결과를 소개한다.[6] MSL 1명은 평균 27명의 TL과 관계를 맺고 있다. 이 TL들이 동료 의사, 학회 및 환자 등에 미치는 더 큰 영향력을 고려해야 한다. 설문에 참여한 의학부 임원들은 TL 규모가 증가하거나(47%) 유지될 것으로(42%) 전망했고, TL을 발굴하고 관계를 쌓아가는 데 제품 출시 전에는 MSL 활동의 35% 시간을, 출시 후에는 15% 시간을 할애한다고 답변했다. 출시 전에는 TL 자체를 모르거나 이전에 관계가 없는 경우가 많으므로 관계를 구축하는 데 당연히 많은 시간이 필요하다. MSL 성과지표는 TL당 대면 방문 횟수(53%), 연구자주도 임상연구의 제안 건수(47%), TL 관계의 깊이(47%), 관계를 맺고 있는 TL의 수(42%) 등이 상위에 랭크됐다.

TL들은 학술 교류를 위해 압도적으로 대면 방문(73%, 이메일 14%, 전화 8%)을 선호했고, 보통 한 달에 한 번(53%, 매주 22%) 담당 MSL을 만나면서 TL-MSL 관계에 83%는 만족하고 있다. TL들이 논의하고 싶은 주제는 임상데이터 업데이트(75%), 새로운 논문 논의(69%), 제품 업데이트(61%)가 상위에 랭크됐다. MSL에게 가장 중요한 역량으로 교육·전문성(83%), 커뮤니케이션(69%), 제품 관련 지식(67%)을 꼽았고, MSL과 교류를 통해 제품지식 향상(81%)과 임상시험 절차상 지원(64%)을 이점으로 인식했다. TL들이 MSL과 학술 교류를 긍정적으로 평가하고 있으나 오래전 해외에서 진행한 설문조사라 한국 TL 대상으로도 진행할 필요가 있겠다. 특히 코로나19 이후 선호하는 학술 교류 방식에는 차이가 있을 것으로 예상한다.

의학부는 신뢰와 파트너십을 바탕으로 TL과 우호적인 관계를 맺고, 이를 장기간 유지하면서 윈윈 전략을 세워야 한다. 이를 위해 회사의 단기적인 이익보다는 TL의 니즈를 먼저 이해하는 것이 생산적인 학술 교류와 관계형성 향상에 도움이 된다. 이러한 노력들이 TL과의 파트너십을 더욱 강화하고, 개별 TL을 넘어 해당 학회 및 궁극적으로 환자 단체와도 좋은 관계를 유지할 수 있을 것이다. TL 대상의 의학부 활동과 관계 유지는 학술적인 목적으로 진행되어야 하며, 판촉적인 목적으로 오인되지 않도록 주의할 필요가 있다. 또한 학술담당자뿐만 아니라 임상, 영업, 마케팅 등 다양한 회사 직원이 동일한 TL과 다양한 활동을 하므로 각 담당자 간 통합된 접근과 관리가 필요하다(Integrated TL Management).

최근에는 실제 임상현장에서 TL이 겪는 고충Pain Points이나 미충족 요구 및 TL의 행동을 이끄는 믿음이나 근거를 '인사이트'라 표현하고, 이것을 도출해 내는 것이 학술담당자의 중요한 역할이 됐다. 이런 인사이트부터 신약개발 방향을 잡을 수 있다. 의료 현장에서 환자들이 겪는 어려움을 해결할 수 있고, 추가적인 임상 근거 생성을 위한 아이디어를 얻을 수 있으며, 회사의 비즈니스 전략과 활동 등에도 반영할 수 있기 때문이다. 이런 인사이트는 일상적인 대화에서 수집gather하기보다는 깊이 있는 학술 교류 과정에서 생성generate해야 하므로 학술담당자의 역량이 더욱 중요해졌다. 인사이드 수준과 난계에 관해 〈표 1〉에 정리했다. 학술담당자가 얻은 개별 인사이트들을 잘 검증validate하고 통합integrate하여 실행가능한 인사이트Actionable Insight로 발전시키고, 이것을 실제 문제 해결에 적용해야 한다.

| | WHAT (Fact observed) | WHY (Insight uncovered) | HOW (Action to be taken) |
|---|---|---|---|
| **Level** | Desk research | Field interaction | Cross-functional discussion |
| | | Team discussion | |
| **Step** | Gather | Generate | Integrate |
| | | Validate | |
| **Who** | MSL, MA | MSL | Medical, cross-functional teams |
| | | MSL, MA, team manager | |
| **Outcomes** | Meaningful data or information | Individual insight | Company insight (Actionable insight) |
| | | Team insight | |

〈표 1〉 The Levels and Steps of Insights

**참고문헌**

1. Consensus Statement on Medical Science Liaison Activities, Japan Pharmaceutical Manufacturers Association (JPMA), April 2019
2. Medical Affairs in the healthcare industry: An introduction, Peter Kruse
3. MSL Guidelines. Medical Science Liaison Society (MSLS), V 1.0, Dec 2018
4. Thought-leader management excellence: Service, technology enablement and assessing external stakeholder engagement success. Best Practices, LLC
5. 제약의학개론, 제약의학회, 2008
6. Using feedback surveys to anchor MSLs' relationships with thought leaders, Yanis Saradjian at Cutting Edge Information, 2013

# 3. 연구자주도 연구(IIT/IIR)

**연구자주도로 다양한 주제의 연구를 진행하여**
**학문 발전과 환자 치료 개선에 기여**

대학·수련병원 의사들은 참 다양한 역할을 한다. 외래 환자 진료, 입원 환자 관리, 전공의·학생 교육, 병원 행정 업무, 연구·학회 활동 등이다. 연구자로서는 제약회사가 의뢰하는 임상연구에 참여하기도 하고, 본인이 직접 연구를 설계·진행하여 논문을 출판한다. 후자의 경우 연구자가 제약회사의 지원을 받기도 하는데 그 과정에서 연구자와 회사 간 오해가 발생할 수 있어 주의가 필요하다. 일단 연구자는 회사 절차를 잘 모르므로 연구 검토·승인 및 계약 절차가 느린 것이 불만이다. 연구 진행 과정에서 학술담당자가 부재하거나 변경되기도 하고, 연구비 지급이나 약물 배송이 늦어지기도 하고, 연구지원 범위가 불가피하게 축소되기도 한다. 그럼에도 불구하고 연구자주도 연구가 학문 발전과 환자 치료 개선에 도움이 되므로 의미 있는 연구 결과도 얻고, 연구자와 좋은 파트너십을 형성할 수 있도록 학술담당자의 세심한 관리가 필요하다.

임상연구Clinical Research · Study는 중재Intervention 여부에 따라 중재가 있는 중재연구(임상시험)와 중재가 없는 비중재연구(관찰연구)로 구분한다. 시험Trial은 시험 대상에 따라 사람을 대상으로 한 임상시험Clinical Trial과 사람이 아닌 비임상시험(전임상시험)으로 나눌 수 있다. 임상시험 의뢰자Sponsor란 임상시험의 계획, 관리, 재정 등에 관련된 책임을 갖는 개인, 회사, 실시기관 및 단체를 말하는데[1] 의뢰자가 제약회사면 회사주도 시험Company Sponsored Trial: CST이라 하고, 연구자 개인이거나 학술단체면 연구자주도 시험

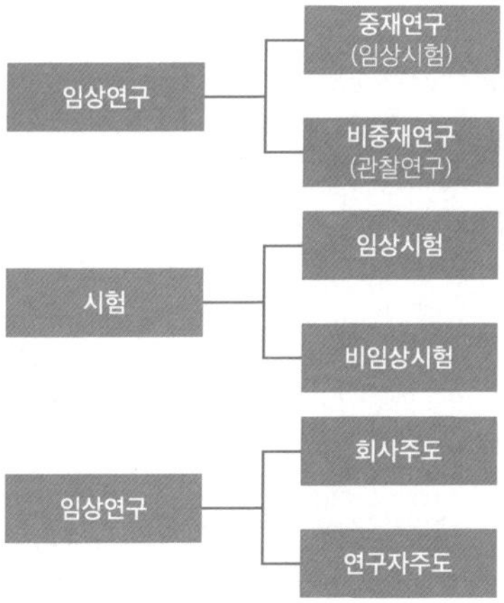


〈그림 1〉 연구의 분류

Investigator Initiated Trial: IIT이라 한다. 중재 여부, 연구대상, 의뢰자에 따른 연구의 간단한 분류는 〈그림 1〉과 같으며 '실험'이란 표현을 하지 않도록 주의한다.

연구자들은 연구자주도 연구를 보통 IIT로 부르나 제약업계에서는 IIT 외 다양한 이름이 사용되고 있다. Investigator Sponsored TrialIST, Investigator Initiated StudyIIS, Investigator Initiated ResearchIIR 등이 대표적인데 Investigator를 Physician으로 바꾸거나 Trial을 Study나 Clinical Trial로 바꾸면 다양한 조합이 가능하다. 연구 대상이 사람에 국한되지 않고, 중재가 없는 관찰연구 등 다양한 형태로 진행될 수 있으므로 IIR이 가장 적합한 용어로 생각된다. 연구자주도 연구를 무엇이라 부르던 의뢰자가 상업적인 단체가 아니라 '독립적'인 연구자라는 점이 핵심이다A clinical trial where the

| | Company sponsored trial | Investigator initiated trial |
|---|---|---|
| **Sponsor** | Industry, company | Academia, institution,investigator |
| **Purpose** | Regulatory approval, financial success | Publication, scientific contribution |
| **Funding** | Company R&D budget | Institution, government, industry |
| **Focus** | Narrow focusing efficacy & safety of new drug | Broader including new indications, doses, combinations, subgroups, comparisons |
| **Operation** | Mainly by CRO (contract research organization) | Mainly by investigators or ARO (academic research organization) |
| **Data Ownership** | Company | Principal investigator |

〈표 1〉 Differences Between Company Sponsored Trial and Investigator Initiated Trial.

sponsor is not a commercial entity.[2] 회사주도 시험과 연구자주도 시험의 차이점은 〈표 1〉에 정리했다.

제약회사가 시판 승인을 위해 장기간 약물개발Drug Development 과정을 거치고, 시판 승인 후에도 다양한 임상시험과 관찰연구를 진행하지만, IIR이 필요한 이유가 무엇일까? 《보건의료산업에서 의학부》란 책에서 크게 세 가지 이유를 제시했다.[3]

1. 허가 전 임상시험은 일부 국가, 선별된 환자 및 통제된 환경에서 진행하므로 허가 후 실제 임상진료에서 약물의 효과와 안전성을 확인To test applications in daily practice.
2. 특정 환자군에서 약물의 효능을 다시 검증하거나 임상시험에 포함되지 않은 환자군에서 효능과 안전성을 평가To test effects of the product in specified subgroup of patients.
3. 국가별 역학이나 치료패턴에 따라 새로운 적응증, 용법·용량 및 병용 치료 가능성을 탐색To explore new product indications.

*탐색적인 결과이므로 실제 허가 변경은 어려움.

또한 연구자는 약물 허가 전이라도 비임상시험을 위해 약물 원료Raw Material를 신청하기도 하고, 약물의 효능·안전성이 아닌 질환의 역학, 질병 부담, 치료패턴, 약물 순응도·선호도 평가를 위한 연구를 제안하기도 한다. 연구자의 제안이 회사의 브랜드 및 근거 생성 전략에 부합하고, 회사도 연구결과를 활용하기 원한다면 회사가 연구과정에 일부 참여하는 공동연구Collaborative IIR, Collaborative Study로 진행할 수도 있다.

이런 목적들을 바탕으로 《IIT Made Easy》라는 책은 IIR의 가치를 다음 세 가지로 요약했다.[2]

1. 상업적인 목적이 있는 제약회사가 약물과 관련된 모든 근거를 생성할 수 없으므로 IIR은 특히 환자와 로컬 관점에서 근거·지식을 보완Advance medical and scientific knowledge.
2. 회사가 생성한 근거와 연구자가 독립적으로 생성한 근거를 바탕으로 회사와 연구자 간 및 연구자들 간 학술 소통과 협력을 촉진Foster scientific exchange and collaboration.
3. 풍부하고 균형 있는 학술 근거를 바탕으로 환자 진료 시 의사결정에 도움이 되고, 궁극적으로 환자 건강과 보건의료 발전에 기여Improve and expand patient care.

따라서 연구자가 제안한 IIR을 회사가 평가할 때 가장 중요한 것은 연구결과가 출판됐을 때 학술적인 가치Scientific Merit로 앞의 세 가지를 만족시킬 수 있는지 여부다.

IIR 진행 시 의학부 학술담당자의 역할이 매우 중요하다. 연구자가 IIR 계획 초기 단계부터 의학부 담당자를 관여시키면 시간을 단축하고, 연구의 질을 높여 지원받을 가능성을 높일 수 있다. 의학부 담당자는 해당 약물에 대한 깊이 있는 학술 지식, 회사의 약물개발 전략, 가용한 예산 및 기존 제안들의 경험을 바탕으로 연구자와 논의하고, 필요한 조언이나 자료를 제공한다. 다국적 제약회사는 한국지사 의학부에서 1차 검토·승인 후 본사 최종 승인이 필요한데 본사 승인도 1차 컨셉 및 2차 프로토콜 승인을 별도로 필요할 수 있다. 또는 1차는 리전 승인, 2차는 글로벌 승인으로 진행하는 경우도 있다. 제안서 제출부터 본사 승인까지 최소 3개월 이상 소요되고, 본사 승인을 얻지 못하는 경우도 있으므로 연구자의 인내와 이해가 필요하다. 회사 승인 후에도 IRB 및 식약처(필요시) 승인, 연구계약 및 약물 공급(필요시)을 위한 시간을 고려해야 한다.

IIR 승인 후 계약이 체결되면 제약회사는 임상시험용의약품을 공급하거나 필요한 재정을 지원한다. 연구 유형과 회사 방침에 따라 의약품만 공급할 수도 있고, 재정지원만 할 수도 있고, 둘 다 할 수도 있다. 특히 재정지원을 하는 경우 연구비 세부 항목을 잘 확인하고, 시장공정가격Fair Market Value: FMV에 따라 검토해야 한다. 강한철 변호사는 2012년 의료법학회지에 발표한 논문에 IIR 재정지원 시 적법성 확보를 위해 다음 다섯 가지 요건을 충족할 것을 권고했다.[4]

1. IIR 계획 시 제약회사는 사후적 · 보조적으로 참여

2. 연구비 내역에 오해나 의심을 초래할 수 있는 항목이 없도록 주의
3. IIR 관련 의사결정과 비용 집행과정에 영업·마케팅 부서의 관여를 배제
4. 연구자·연구원에 대한 보상은 시장공정가격 범위 내에서 산정
5. 약사법이나 공정경쟁규약에 규정된 관련 요건을 준수

의학부 담당자는 IIR 진행 상황을 연구자와 정기적으로 확인하면서 필요한 지원을 하고, 연구 계획 변경이 필요하면 추가적인 본사 승인이나 계약서 변경을 진행한다. 개별 IIR의 목적은 연구결과를 출판하여 동료 의사들에게 최신 학술 정보를 공유하는 것이므로 연구 종료 후에는 출판까지 이어지도록 독려한다. 출판 전 본사 검토Courtesy Review가 필요하므로 의학부 담당자는 출판 전후로 연구자와 긴밀히 소통하고, 출판 후에는 출판물을 회사 데이터베이스에 저장한다.

IIR 연구자는 책임연구자Principal Investigator: PI인 동시에 의뢰자Sponsor Investigator: SI로 제약회사에 IIR을 제안할 때 연구 종료 후 출판 시점의 연구 가치를 미리 고려해야 한다. 연구가 진행되면 충분한 시간과 연구 인력을 확보하고, 관련 규정과 가이드라인을 준수하며 독립적으로 진행해야 한다. 제약회사 의학부는 연구의 학술 가치에 기반하여 지원 여부를 독립적으로 결정하고, 재정지원을 하

는 경우 의학부 예산을 사용해야 한다. 의학부 담당자는 연구자와 정기적으로 소통하면서 보조적인 지원을 통해 IIR이 성공적으로 마무리될 수 있도록 노력해야 한다.

**참고문헌**

1. 의약품 임상시험 관리기준 (KGCP)
2. Bang Y-J, Chan KA, Tan S. IIT Made Easy. Quintiles
3. Peter Kruse. Medical Affairs in the Healthcare Industry: An introduction.
4. 강한철. 연구자주도임상 관련 재정적 지원이 법률적 문제점에 대한 검토. 한국의료법학회지, 제20권 제2호 (2012)

# 4. 자문위원회 회의(Advisory Board Meeting)

**보건의료 전문가의 가치 있는 조언과 피드백**

제약업계 경험을 오래 쌓다 보니 나도 다양한 외부 강의나 자문 회의에 초청된다. 초대한 분의 성의를 생각해서 가능한 한 수락하나 다음 세 가지를 고려한다. 먼저 회사 업무가 우선이므로 회사 일정과의 상충이 없어야 한다. 두 번째는 내가 해당 주제에 적합한 전문성이 있냐는 것으로 사례비를 받고 참여하는 것이므로 내가 상응하는 서비스를 전달할 수 있어야 한다. 마지막으로 강의·자문 기회가 나에게 의미가 있냐는 것인데 가령 동일한 내용의 반복적인 강의는 나에게 배움의 기회가 적고 다른 분이 할 수 있으므로 고사하는 편이다. 그러고 보니 회사가 보건의료 전문가에게 강의·자문을 의뢰할 때 우리가 무엇을 얻을지만 생각하고, 그분(강사)에게 어떤 의미가 있을지는 미처 생각하지 못한다. 서로에게 의미가 있는 시간이 되도록 준비한다면 연자나 자문위원도 준비에 더 힘을 쏟고, 참여에 대한 몰입도와 만족도도 커질 것으로 생각한다.

제약회사 의학부의 중요한 활동 중 하나로 자문위원회 회의 Advisory Board Meeting: ABM가 있다. 특정 주제에 대해 깊이 있는 고객 식견Insight이 필요할 때 자문위원을 초대하여 회의를 진행한다. 호주 제약산업협회Medicines Australia는 특정 분야에 전문성을 가진 보건의료전문가가 회사와 계약을 맺고 회사의 제품(들)이나 일반적인 질병 관리에 대해 조언하는 그룹으로 자문위원회를 정의했다 Advisory Board means a group of healthcare professionals with specific expertise contracted by a company to meet to provide advice on a company's product, group of products or general disease management.[1] 일반적인 학술 교류를 통해서도 고객 식견을 얻을 수 있으나 사전에 준비된 여러 질문에 대한 자문위원의 조언을 얻는 것이므로 일상적인 학술 교류보다는 서비스 제공으로 간주한다.

자문회의는 학술적인 주제뿐 아니라 신약개발, 제품 출시, 마케팅 전략, 허가 전략, 약물경제성 등 다양한 주제를 여러 부서가 진행할 수 있다. 자문회의는 특정 전문가와 개별적으로 진행할 수도 있으나(개별 자문) 주제에 대한 다양한 의견 수렴과 자문위원 간 합의를 효율적으로 도출하기 위해 보통 Advisory Board(그룹 자문)로 진행한다. 개별 자문의 경우 동일한 회의를 여러 번 반복하는 단점이 있으나 개별 자문위원의 독립적인 의견을 들을 수 있고, 준비한 질문들에 대해 모든 자문위원의 충분한 의견을 취합할 수 있다. 그룹 자문을 계획했으나 위원들의 일정을 맞출 수 없는 경우 개별 자문으로 전환하기도 한다. 의학부는 허가 전 신약이나 시판제품의 미허가 적응증에 대해서도 자문회의를 진행할 수 있다. 마케팅부는 제품의 허가받은 적응증 내에서만On-Label Only 진행해야 하는데 허가사항을 벗어날 경우 자문회의가 오프라벨 판촉으로 비칠 수 있기 때문이다. 영업부는 자문회의를 진행할 수 없고, 타 부서가 진행하는 자문회의에 참석할 수도 없다.

ABM을 위한 회의 준비, 회의 진행 및 회의 정리에 대해 순서대로 설명한다. ABM 담당자는 회사 승인 절차가 복잡하고 고려사항이 많으므로 최소 3개월 전부터 준비를 시작해야 한다. ABM에 참석하는 자문위원도 대부분 중요한 Thought LeaderTL이므로 3개월 전에는 일정을 확정하고, 회의 초대를 보내야 한다. ABM의 목적에 따른 아젠다를 설정하는 것이 가장 우선인데 임상데이터 갭 파악, 임상근거 생성 전략, 의학부 전략·계획 검증, 신제품 출시 준비, 제품의 적절한 사용을 위한 환자군 파악, 교육 콘텐츠 개발 등이 의학부가 다룰 수 있는 주제다. 국내회사 의학부·개발부의 경우 의학적 미충족 수요Medical Unmet Needs, 신약개발 전략, 임상연구 설계 등에 더 관심이 있을 것이다. KRPIA가 발간한 〈의학부 활

동에 대한 합의문〉에서는 다음 세 가지 토픽이 제시돼 있다.[6]

1. Pre-approval data or off-label information related to the company's pharmaceutical products and various therapies.
2. Information on the diseases and treatment strategies related to the company's pharmaceutical products.
3. Other topics that require consultation and advice based on medical and pharmacological expertise and experience.

다음으로 중요한 것은 자문위원 선정과 자문위원 수 결정이다. 회사별로 자문위원 선정 기준이 정해져 있는데 논의할 특정 주제에 대한 의학적 자격, 지식 및 경험 등 전문성이 가장 중요하고, 다른 전문가들의 의견을 잘 대변할 수 있어야 한다. 해당 학회 내 평판, 커뮤니케이션 능력, 자문위원 간 조화도 고려해야 한다. 참가하는 자문위원의 수는 효율적인 논의와 모든 자문위원의 적극적인 참여와 발언 기회를 위해 꼭 필요한 수로 제한해야 한다. 국내에서는 보통 평일 저녁 시간에 ABM을 진행하고 2~3시간이 소요되는 것을 고려하면 10명 이내가 적합하다.

주제 및 아젠다에 따라 질문지를 개발하고 자문위원 간 역할을 분담한다. 필요시 자문위원에게 사전 설문을 진행할 수 있고, 회의 전 숙지가 필요한 내용이 있으면 미리 읽기Pre-Read 자료를 전달한다. 적절한 자문료를 산정하여 자문계약서를 준비한 후 자문위원에게 회의 목적, 논의 사항, 자문위원의 역할 등을 설명하고 회의 전 계약서에 서명받아야 한다. ABM을 위한 회사내부 승인 절차를 진행해야 하며, 특히 자문회의 동안 발표할 자료나 질문지는 회의 전에 검토 및 승인되어야 한다. ABM 목적을 달성하고, 의미 있는 논의와 결과물을 얻기 위해서는 준비단계가 가장 중요하므로 ABM 체크리스트 등을 활용해 꼼꼼하게 확인해야 한다.

자문미팅의 실제 진행은 회사 담당자가 할 수도 있고, 자문위원 중 위원장(좌장)이 할 수도 있는데 위원장과 상의하여 결정한다. 제한된 시간 내 준비한 질문을 소화하고, 모든 자문위원의 적극적인 참여를 유도하여 다양하고 깊은 의견을 끌어내는 데는 진행자의 역할이 매우 중요하다. 회사 담당자는 직접 진행하지 않더라도 추가적인 질문을 하거나 자문위원의 의견을 명확하게 정리하거나 자문위원이 질문하는 경우 회사 의견을 전달하면서 위원장을 보조한다. 의학부 담당자는 단순 참가자가 아니라 전반적인 회의 흐름Process을 이어가면서 자문위원의 깊이 있는 의견Contents을 끌어낼 수 있도록 두 가지 측면의 촉진자Facilitator 역할을 해야 한다.

ABM 시 회사 담당자가 논의할 주제의 배경 정보를 설명하거나 사전에 진행한 설문 결과를 공유할 수 있다. 또는 자문위원이 논의에 중요한 임상연구결과를 발표할 수 있다. ABM 목적은 자문위원에게 정보를 전달하는 것이 아니라 자문위원에게 조언이나 피드백을 얻는 것이므로 회사 담당자나 자문위원의 발표는 이후 논의와 연결하기 위해 간결하게 진행하는 것이 좋다. 정해진 룰은 없지만 발표 시간은 전체 회의 시간의 절반을 넘어서는 안 되며, 자문위원들이 최대한 토의하고 의견을 개진하는 데 충분한 시간을 배정해야 한다.

마지막으로 ABM 논의 내용과 자문위원의 조언 등 회의 내용을 잘 정리하는 것도 중요하다. 일단 ABM 결과물(회의록 등)은 내부 기록 및 자문료 지급에 대한 증빙으로 필요하다. 자문위원에게도 회의 후 자문회의 요약본과 향후 계획을 공유하면 그들의 의견이 가치 있게 활용됐음에 보람을 느낄 것이다. 궁극적으로 ABM에서 얻은 전문가 조언과 피드백을 실질적인 의학부 전략, 계획 및 활동에 활용하고, 관련 의사결정에 반영해야 한다. 자문회의 결과를 활용할 계획이 없다면 회의 자체를 진행할 필요가 없기 때문이다. 회의 담당자는 ABM과 관련된 체크리스트, 아젠다, 회의 자료, 방명록, 계약서, 회의록 등 주요 문서들을 일정 기간 보관해야 한다. 자문회의의 전반적인 흐름은 〈표 1〉을 참고한다.

보건의료전문가이자 중요한 TL이 자문위원으로 참여하므로 ABM이 판촉활동으로 비치지 않도록 주의해야 한다. 특히, 자문 주제에 적합한 전문가가 아닌 자문위원을 초대하거나 회의 시간에

| | |
|---|---|
| **Before ABM** | - Objective, agenda, date·time<br>- ABM chair & members<br>- Internal review & approval<br>- Questionnaire, slide, pre-read<br>- Service agreement<br>- Vendor contract (if needed) |
| **During ABM** | - Process: briefing of objective, agenda & members, time management, bridging<br>- Contents: presentation, questions, opinion & advice, discussion, consensus |
| **After ABM** | - Minutes<br>- ADR/PTC reporting (if any)<br>- Follow up action plans<br>- Insight sharing<br>- Honorarium<br>- Documentation |

〈표 1〉 Overall Flow of ABM

비해 자문위원 수가 많거나, 발표 시간이 너무 길거나, 동일한 주제로 ABM을 반복하거나, 같은 자문위원을 여러 번 초대하는 것은 바람직하지 않다. ABM에서 실제 환자 사례을 언급하는 경우가 많은데 회사 제품의 부작용이나 제품 결함과 관련 있으면 회의 후 24시간 이내에 약물감시팀에 보고해야 한다.

Medical Science Liaison SocietyMSLS가 발간한 MSL Guidelines에 ABM이 잘 정리되어있으니 참고하기 바란다.[2] ABM 시 주의사항에 대해서는 세계제약협회International Federation of Pharmaceutical Manufacturers & Associations: IFPMA의 Code of Practice(7.4 Fees for Services)[3]와 미국제약협회Pharmaceutical Research and Manufacturers of

America: PhRMS의 Code on Interactions with Healthcare Professionals(6. Consultants)[4]를 참고할 수 있다. 국내 규정에 대해서는 한국글로벌의약산업협회Korea Research-based Pharma Industry Association: KRPIA가 발간한 4차 공정경쟁규약 및 실무운용지침(제16조, 강연 및 자문)을 참고한다.[5] 특히, 자문료는 1일 100만 원 범위에서 자문 1회당 50만 원까지 가능하고, 회사당 자문료의 연간 총액은 보건의료전문가 1인당 300만 원을 넘지 못한다.[5] 보건의료전문가가 속한 학교·병원 규정도 확인해 적은 금액으로 산정해야 한다.


**참고문헌**

1. Code of conduct, 19 Edition, Medicines Australia, March 2020
2. Medical Science Liaison Guidelines, Medical Science Liaison Society (MSLS), V 1.0, Dec 2018
3. Code of Practice, International Federation of Pharmaceutical Manufacturers & Associations, 2019
4. Code on Interactions with Healthcare Professionals, Pharmaceutical Research and Manufacturers of America, 2009
5. 공정경쟁규약 4차 2017, 실무운용지침 4차 2018, Korea Research-based Pharma Industry Association
6. Medical Affairs Activities Consensus Paper. KRPIA R&M committee. 2021

# 5. 제품설명회

## 의사에게 정확하고 균형 있는 최신 의약품 정보 전달

병원에서 전공의·전임의 시절 가끔 제약회사 영업직원이 의국 컨퍼런스 때 담당 제품을 소개하거나 교수님이 의약품의 임상 결과를 자세히 설명하기도 했다. 전임의 때는 과장님 지시로 내가 발표한 적도 있었는데 지금 생각해보니 그 자리가 제약회사 주최 제품설명회였고, 내가 제품설명회 연자였다. 저녁을 먹으며 영업직원에게 저녁 대신 공연을 볼 수는 없냐고 질문했으니 정말 아무것도 모르던 시절이었다. 내가 전공의·전임의를 마치고 2010년 의약품 리베이트 쌍벌제가 도입되면서 제품설명회 목적, 대상, 식음료 기준이 설정됐고, KRPIA는 공정경쟁규약에 해당 내용을 포함했고, 각 회사도 내부지침을 세우면서 오늘에 이르렀다.

앞서 의학부 목표와 역할을 설명하면서 의학부의 중요한 역할 중 하나로 '의약품의 의학적·과학적 정보를 전파하는 것Disseminate Medical and Scientific Information'을 언급했다.[1] 의약품의 연구개발이란 의약품의 유효성, 안전성 및 품질 정보를 장기간 축적하는 과정이므로 시판허가 후 의사에게 축적된·축적 중인 정보를 전달하는 것은 매우 중요하다. 특히 그 정보가 매우 전문적이고 정보의 양 또한 많고, 주기적으로 업데이트되므로 의학부 학술담당자의 역할이 점점 중요해지고 있다. 정보 전달을 위해 직접 의사를 방문하여 개별적인 학술 교류를 진행할 수도 있고, 다수를 대상으로 세미나나 심포지엄 형식으로 진행할 수도 있으며, 출판을 통해 간접적으로 전달할 수도 있다. 의약품 정보 전달 시 개별 또는 다수 참석자에게 식음료를 제공하는데 한국에서는 이를 '제품설명회'라 한다. 제품설명회의 개념과 행사 진행 시 학술담당자의 역할과 주의사항을 설명한다.

미국제약협회PhRMA 규약Code on Interactions은 회사 담당자나 회사를 대신한 연자가 보건의료전문가에게 환자 진료를 향상하기 위해 의약품에 대한 과학적·임상적 정보를 전달하는 것을 '정보 발표'Informational Presentations로 정의했다.[2] 보건의료전문가가 회사가 주최하는 행사에 참여하여 회사 의약품의 이득, 위험 및 적절한 사용에 대해 다른 보건의료전문가를 교육Speaker Program할 수도 있다. 보건의료전문가를 연자로 선정 시 연자의 의학적 전문성, 특정

치료 영역에 대한 지식과 경험 및 커뮤니케이션 역량을 고려해야 한다.[2] 국내에서도 연자 선정 시 회사마다 정해진 기준에 따라 선정하고 있으며, 연자 선정이 판촉 목적으로 이용되지 않도록 의학부에서 연자를 승인하는 것이 적절하다.

일본 MSL 가이드라인은 의학 세미나Medical Seminar를 구체적으로 정의했다. 의학, 제약 또는 기타 과학적 관점에서 회사가 주최하는 '비영업 목적' 행사로 영업활동에 관여하는 부서에 영향을 받지 않는다고 했다.[3] 의학부 세미나는 질병의 예방, 진단 및 치료에 대한 광범위한 주제를 다룰 수 있고, 다음 세 가지 중요한 원칙을 제시했다.

1. 자사 의약품에 대한 정보 전달에 국한하지 말 것not make any explanation solely towards the company's own products.
2. 영업활동을 포함하는 발표를 하지 말 것not make any presentation containing any sales activities of company's products.
3. 자사 의약품에 대해 편향된 정보를 전달하지 말 것not make any biased explanation solely towards company's products.[3]

한국은 약사법 제47조(의약품 등의 판매 질서) 제2항에 따라 의약품공급자는 판매촉진 목적으로 보건의료전문가에게 경제적 이익을 제공해서는 안 된다.[4] 다만, 몇 가지 허용되는 경제적 이익 중 하나로 제품설명회에 참석한 의사에게 식음료를 제공할 수 있다. 약사법 시행규칙 〔별표 2: 허용되는 경제적 이익 등의 범위〕는 사업자가 국내에서 여러 요양기관을 대상으로 또는 개별 요양기관을 방문하여 의사 등에게 그 사업자의 의약품에 대한 정보 제공을 목적으로 주최하는 행사를 '제품설명회'로 정의했다(〈표 1〉).[5] 따라서 한국에서 제품설명회는 하나의 규제적인 관점에서 정의됐고, 회사내 주최 부서에 상관없이 공통적으로 적용된다.

| 행위 유형 | 경제적 이익 등의 범위 |
| --- | --- |
| 제품설명회 | 가. 사업자가 국내에서 여러 요양기관을 대상으로 그 사업자의 의약품에 대한 정보 제공을 목적으로 주최하는 제품설명회에 참석한 의사 · 치과의사 · 한의사 · 약사 및 한약사(이하 이 표에서 '의사 등'이라 한다)에게 제공하는 실제 비용의 교통비, 5만 원 이하의 기념품, 숙박, 식음료(세금 및 봉사료를 제외한 금액이 1회당 10만 원 이하인 경우로 한정한다.)<br><br>나. 사업자가 개별 요양기관을 방문하여 의사 등에게 그 사업자의 의약품에 대한 정보를 제공하는 방식으로 주최하는 제품설명회에 참석한 의사 등에게 제공하는 1일 10만 원 이하(월 4회 이내로 한정한다.)의 식음료 및 자사의 회사명 또는 제품명이 표시된 1만 원 이하의 판촉물<br><br>비고<br>제품설명회는 의약품에 대한 정보 제공을 목적으로 개최하는 것만을 말하며 「보건의료기본법」 제3조 제3호의 보건의료인의 모임 등에 필요한 식음료를 지원하기 위하여 개최하는 것은 포함하지 않는다. |

〈표 1〉 제품설명회 정의와 허용 범위. 약사법 시행규칙 〔별표 2〕[5]

'KRPIA 의학부 활동에 대한 합의서'에 의학부 행사의 하나로 보건의료전문가 상호 간 최신 의학적·과학적 정보 교환을 위하여 '의학·학술 세미나'를 주최할 수 있다고 했는데 '의학·학술 세미나'도 규정에 따라 형식적으로는 '제품설명회'에 해당한다.[6] 따라서 일본 MSL 가이드라인 첫 번째 원칙과는 달리 의학부가 학술 세미나를 개최하더라도 자사 의약품에 대한 정보 전달이 핵심이다. 제품설명회는 의학부나 사업부가 모두 진행할 수 있으나 한국에서는 주로 사업부의 영업·마케팅팀이 주최하는 판촉 행사로 인식되고 있다. 의학부가 제품설명회를 주최하는 경우 자사 의약품 및 관련 질병에 대한 최신의, 정확하고, 균형 있는 정보를 전달하여 의사가 의약품의 이익과 위험을 전반적으로 고려하여 처방Informed Decision에 참고하는 것을 목적으로 한다.

제품설명회를 준비하고 진행하는 데 의학부 학술담당자는 어떤 역할을 하는가? 의학부는 개별 요양기관을 대상으로는 학술 교류 형태로 진행하고(식음료 제공 없이) 보통 복수 요양기관을 대상으로 제품설명회(심포지엄)를 주최하는데 일단 준비단계에서 전반적인 주제와 토픽을 설정한다. 최신 논문 결과와 학술 교류를 통해 고객 관심사를 파악하여 참석자의 관심을 유도할 수 있고, 실제 임상 진료에 도움이 되는 토픽을 설정한다. 토픽이 결정되면 연자를 선정해야 하는데 앞서 언급한 보건의료전문가의 해당 분야 전문성, 경험, 평판 및 커뮤니케이션 능력 등을 고려한다. 사업부에서 제품설명회를 주최하는 경우 주최자가 연자를 추천할 수 있으나 연자의 선정은 미리 설정된 기준(예, 해당 분야 전문의 취득 후 일정 기간 이상, 학회 임원, 출판 실적 등)에 따라 의학부에서 독립적으로 결정해야 한다. 상황에 따라서는 의학부 직원이 연자가 될 수도 있다.

학술담당자는 결정된 연자에게 제품설명회의 목적과 주제를 설명하고, 발표 흐름과 구체적인 내용을 상의한다. 회사가 전달하고 싶은 내용도 있지만 실제 참석자의 학술적 요구와 임상 현실을 반영하는 것이 중요하므로 연자와 반복적인 논의와 조율이 필수적이다. 학술담당자는 연자에게 필요한 자료와 논문을 전달하고, 자사 의약품이나 경쟁품에 관한 질문에 객관적이고 균형 있게 답변한다. 발표 슬라이드 초안을 받아 회사 내부 검토 절차를 거치고, 수정이 필요한 부분이 있으면 발표 전에 반영하도록 요청해야 한다. 발표 내용 중 환자 사례에서 자사 의약품 부작용이 언급되면 즉시 약물감시팀에 보고한다.

학술담당자는 제품설명회에 참석하여 연자의 발표가 논의한 흐름대로 진행되는지 확인하고, 청중의 반응을 살핀다. 질의응답 시간에 자사 제품에 대한 구체적인 질문은 연자가 답변하기 어려울 수 있으므로 회사를 대표하여 답변할 수 있어야 한다. 제품설명회는 제품 허가사항 내 정보만 전달해야 하므로 허가사항을 벗어나는 질문에 대해서는 허가사항이 아님을 밝히고, 허가받은 적응증과 용법 · 용량으로 의약품을 사용하도록 권고하고, 구체적인 사항은 질문자에게 별도로 답변한다. 제품설명회 종료 후에는 참석자들의 피드백을 연자에게 전달하고, 다음 제품설명회나 다른 학술 행사를 위해 최신 학술정보를 업데이트하며 연자와 지속적인 연락을 유지한다.

과거에는 의학부가 직접 제품설명회를 주최하는 경우가 드물었고, 주로 사업부 주관 행사에서 아젠다 설정, 발표 자료 취합, 연자 관리Speaker Management 등을 지원하는 형태였다. 최근 고객의 다양한 학술 요구의 만족도를 위해 의학부의 적극적인 학술 활동이 강조되고, 관련 인력을 보강하면서 의학부가 주최하는 제품설명회가 많아지고 있다. 또한 코로나19를 거치면서 대면 제품설명회보다는 온라인 세미나(웨비나)를 선호하면서 의학부가 주도하는 학술 세미나가 더욱 활성화될 것으로 기대한다. 제품설명회 개최 시와 보건의료전문가에게 강연 의뢰 시 주의사항에 대해서는 한국글로벌의약산업협회KRPIA 공정경쟁규약 제10조(자사 제품설명회)와 16조(강연 및 자문)를 각각 참고한다.[7] 특히 보건의료인 모임에 식음료를 지원하는 제품설명회를 개최해서는 안 되며, 보건의료전문가에게 강연을 의뢰하는 경우 연자를 제외하고 10인 이상의 청중이 참석해야 한다.[5,7]

**참고문헌**

1. Consensus Statement on Medical Affairs Activities, Japan Pharmaceutical Manufacturers Association(JPMA), April 2019
2. Code on interaction with healthcare professionals, Pharmaceutical Research and Manufacturers of America (PhRMA), Jan 2022
3. EFPIA Japan MSL Guideline, Oct 2017
4. 약사법 제47조(의약품등의 판매 질서) 제2항. 2023. 4. 8
5. 허용되는 경제적 이익등의 범위, 약사법 시행규칙 [별표 2], 2022년 8월 30일 개정
6. 한국글로벌의약산업협회(KRPIA) 의학회 활동에 대한 합의서. 2021. 3. 8
7. 공정경쟁규약(2017) 4차 및 실무운용지침(2018) 4차, 한국글로벌의약산업협회(KRPIA)

# 6. 출판(Publication)

## 연구 결과를 근거로 인정받으려면 출판이 필수

석·박사 학위 취득을 위해 논문을 써봤다면 논문 쓰는 작업이 얼마나 고통스러운 과정인지 잘 알 것이다. 나도 전문의 취득을 위해 논문 제출이 필수였는데 1년은 주제 찾느라 고민했고, 1년은 설문을 통해 자료 수집하고 통계 프로그램을 반복적으로 돌리며 많은 레퍼런스를 참고해 논문을 썼던 기억이 난다. 제약회사 의학부에 입사하면 논문은 많이 읽을 것 같은데 직접 논문을 쓸 일도 있을까? 의학부에서 임상연구를 진행하므로 논문을 쓰고, 출판도 한다. 하지만 연구 주제·방법, 논문 작성의 주체, 출판 목적 및 출판 과정은 다를 수 있으므로 의학부 직원으로서 출판 절차와 주의사항을 잘 이해하는 것이 중요하다.

총론 편의 '의학부의 목표와 역할'에서 의학부의 다양한 역할을 언급했는데 한마디로 정의하면 근거에 기반한 학술 소통Evidence Based Scientific Communication이라 할 수 있다. '근거'는 가장 낮은 수준인 전문가 의견Expert Opinion부터 가장 높은 체계적 종설Systematic Review까지 피라미드 계층으로 나눌 수 있다. 어떤 근거라도 학술지에 출판해야 인정받는다. 그러므로 제약회사가 학술연구를 통해 데이터를 생성하는 것도 중요하지만 그 데이터를 공유·전파하기 위해서는 반드시 출판해야 한다. 출판하지 않은 데이터는 근거로서 의미가 없으므로 학술 교류나 판촉에 사용될 수 없다. 쉽게 말하면 학술연구결과Data를 논문 형식으로 정리하여 출판해야 근거Evidence로 인정받는다.

일본제약협회는 의학부 활동에 대한 합의문에서 '생성된 근거를 포함하여 의학적·과학적 정보를 전파하는 것'을 의학부 역할의 하나로 제시했고, 전파하는 것의 구체적인 활동 중 하나로 '연구결과를 출판하거나 학술 대회에서 발표하는 것'을 언급했다.[1] 의학부전문가협회MAPS도 의약품의 안전성과 유효성에 대한 정보를 제공하고 데이터 갭을 메우는 지속적인 근거 생성을 의학부의 중요한 활동으로 강조했다.[2] 의학부가 근거를 생성하는 것도 중요하지만 그 근거를 전파하기 위해서는 출판이 핵심적인 역할을 한다. 출판은 크게 학술대회Congress에 발표하는 초록과 학술지Journal에 게재하는 논문으로 나뉜다(〈그림 1〉).

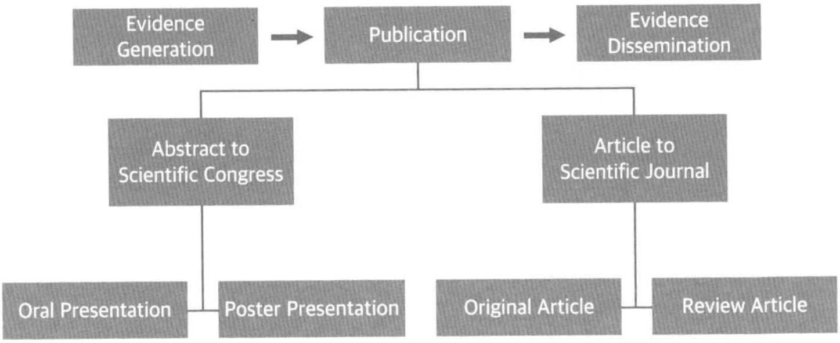


〈그림 1〉 Classification of Publication

한국에서는 사용성적조사 형태의 시판후조사PMS를 오래전부터 시행했고, 허가 규정에 따라 재심사 목적으로만 사용하다가 최근 의학부 주도로 시판후조사의 출판을 적극적으로 시도하고 있다. 장기간 대규모 환자가 등록되고, 이를 위해 회사의 많은 인력과 비용이 투입되는 시판후조사가 식약처 정기보고와 재심사를 넘어 출판으로 연결되어 한국 환자의 실사용근거로 창출되는 것은 매우 고무적이다. 또한 글로벌 연구의 한국인 하위그룹 분석이나 국내 환자의 역학 조사 및 보험·청구자료 분석 등 국내 임상근거 생성이 활발해지고 있다. 따라서 의학부 학술담당자는 초록·논문 작성 방법과 출판 규정, 윤리 및 절차를 잘 이해해야 한다. 의학부에서 회사 주도 연구의 출판 업무는 주로 Medical/Scientific Advisor가 담당하고, 연구자주도 연구의 경우 MSL이 출판을 포함해 전반적인 연구 진행 상황을 연구자와 커뮤니케이션한다.

사업부에서 해마다 사업계획을 세우듯이 의학부도 의학부 계획Medical Plan을 수립한다. 이때 데이터 갭에 따른 근거 생성 전략과 데이터 분석 시점에 따른 출판 계획이 반드시 포함되어야 하고, 필요한 예산도 확보해야 한다. 학술담당자는 데이터 분석 시점부터 연구담당자, 통계학자, 메디컬 라이터Medical Writer, 연구자·저자, 외부 에이전시 등 다양한 이해당사자와 논의를 시작하면서 출판 전략 및 주요 일정을 수립한다. 출판은 학술대회 발표와 동료심사Peer Review를 거치는 학술지 논문 게재를 모두 포함하는데 통계분석보고서Statistical Analysis Report: SAR를 바탕으로 연구결과보고서Clinical Study Report: CSR를 작성한 후 보통 초록을 학술대회에 먼저 제출하고, 동시에 목표 학술지에 제출할 논문을 준비한다.

초록이 채택되면 구연Oral Presentation이나 포스터Poster 형태로 발표할 수 있는데 구연은 발표 기회가 제한되므로 포스터로 발표하는 경우가 많다. 초록은 간단하여 비교적 빨리 작성할 수 있으나 주요 학회는 초록 제출 마감이 정해져 있으므로 초록 작성, 본사 검토, 저자 승인을 포함한 일정 관리가 중요하다. 논문은 일정뿐만 아니라 어느 학술지에 제출할지가 중요하므로 저자들과 상의하여 목표 학술지를 정하고, 그 학술지에서 요구하는 포맷에 따라 논문을 작성한다. 저자들은 높은 인용·영향력 지수Impact Factor를 가진 학술지에 제출하기 원하지만 그만큼 채택될 가능성이 떨어지고, 다시 제출하면 출판 일정이 지연되므로 목표 학술지를 잘 선정해야 한다.

초록이나 논문을 작성할 때 가장 중요하고 예민한 것이 저자를 선정하는 것이다. 출판 계획 시점부터 논의해서 출판 관련 실질적인 업무가 시작되기 전에 결정해야 한다. 국제의학학술지편집인협의회International Committee of Medical Journal Editors, ICMJE는 저자 자격Authorship에 대해 다음 네 가지 기준을 제시했고, 의학계에서는 이전부터 많은 학술지가 해당 기준을 따랐다.[3] 저자 자격 기준은 매우 중요하므로 ICMJE 권고와 대한의학학술지편집인협의회가 번역한 문구를 그대로 인용한다.[3,4] 모든 연자는 다음 열거하는 네 가지 기준을 모두 충족해야 하고No Guest Authors, 기준을 충족하는 모든 사람은 저자에 포함해야 한다No Ghost Authors.[5] 논문 작성을 주도하는 사람이 제1저자가 되고, 학술지 또는 학회와 커뮤니케이션할 사람이 교신저자가 되며 두 역할을 같은 저자가 할 수도 있다.[5] 저자 자격 기준을 한 가지라도 충족하지 못하는 사람(예, 통계학자, 메디컬 라이터, 연구담당자 등)은 기여자Nonauthor Contributor로 간주한다.[4,5]

1. Substantial contributions to the conception or design of the work; or the acquisition, analysis, or interpretation of data for the work; AND (연구의 구상이나 설계에 실질적인 기여, 또는 자료의 획득, 분석, 해석)

2. Drafting the work or revising it critically for important intellectual content; AND (연구결과에 대한 논문 작성 또는 중요한 학술적 부분에 대한 비평적 수정)
3. Final approval of the version to be published; AND (출판되기 전 최종본에 대한 승인)
4. Agreement to be accountable for all aspects of the work in ensuring that questions related to the accuracy or integrity of any part of the work are appropriately investigated and resolved (연구의 정확성 또는 진실성에 관한 문제를 적절히 조사하고 해결할 것을 보증하며 연구의 모든 부분에 책임을 지는 것에 동의)

제약회사 주도로 진행한 연구에 회사 직원이 저자가 될 수 있는지에 대해서는 이견이 있는데 Good Publication PracticeGPP3에는 이를 흔한 이슈Company- or Sponsor-Employed Authors로 언급했다.[5] 회사 직원이 저자가 되면 논문 내용의 신뢰성이나 비뚤림에 대한 우려가 있는데 연구와 출판에 참여하는 모든 사람이 저자 기회를 얻고, 저자 기준이 동등하게 적용되어야 함을 강조했다. 의학논문 출판윤리 가이드라인도 유령 저자Ghost Author를 설명하면서 '유령 저자는 저자 자격이 충분함에도 불구하고 저자 리스트에서 누락되는 경우로, 제약회사가 후원한 논문 등에서 많이 관찰된다'고 했다.[4]

출판 윤리Publication Ethics란 연구결과를 널리 전파하기 위해 논문 작성 및 게재 과정에서 연구자가 알고 실천해야 할 윤리를 말한다. 부당 저자 표시와 이중 게재가 주요 이슈인데 출판 윤리에 대해 고려사항이 매우 많으므로 ICMJE 권고안, 의학논문 출판윤리 가이드라인 및 GPP3를 참고하기 바란다.[3,4,5] 임상시험을 위한 기준인 Good Clinical PracticeGCP가 있듯이 회사주도 의학연구 출판을 위한 기준인 Good Publication PracticeGPP3 가이드라인을 꼭 참고하기 바란다. GPP3 열 가지 원칙 중 첫 번째만 원문 그대로 언급한다. "The design and results of all clinical trials should be reported in a complete, accurate, balanced, transparent and timely manner".[5] GPP3는 2022년 업데이트가 있었다.[6] 임상연구 후 출판은 선택이 아니라 연구결과의 투명성을 확보하고, 출판 비뚤림을 방지하기 위한 필수 과정이다.

김춘수 시인은 시 〈꽃〉에서 '몸짓'과 '꽃'이라는 표현을 썼는데 데이터가 '몸짓'이라면 근거는 '꽃'이다. 그의 이름을 불러주면 몸짓이 꽃이 되듯이 출판을 해야 데이터가 근거가 되는 것이다. 더 극단적으로 표현하면 'Publish or Perish'로 데이터 자체로는 의미가 없으니 의학 연구에서 출판은 그만큼 중요한 과정이다. 제약회사에서 출판은 의학부 학술담당자만이 할 수 있는 영역이므로 자부심과 함께 전문성을 가지기를 바란다.

**참고문헌**

1. Consensus Statement on Medical Affairs Activities. Japan Pharmaceutical Manufacturers Association (JPMA). April 1, 2019.
2. Communicating the value of medical affairs: A MAPS white paper. Medical Affairs Professional Society. May 28, 2020.
3. Recommendation for the conduct, reporting, editing and publication of scholarly work in medical journal. Updated December 2019. International Committee of Medical Journal Editors. Accessed at www.icmje.org/recommendations
4. 의학논문 출판윤리 가이드라인. 제3판. 대한의학학술지편집인협의회. 2019.
5. Wendy P. Battisti, et al. Good publication practice for communicating company-sponsored medical research: GPP3. Ann Intern Med. 2015;163:461-464.
6. Lisa M. DeTora, et al. Good publication practice (GPP) guidelines for company-sponsored biomedical research: 2022 Update. Ann Intern med. 2022;175:1928-1304.

# 7. 의약품 광고

## 올바른 의약품 정보 제공이 중요, 허위 · 과장광고 금지와 오남용 방지

일반 소비자들은 다양한 경로와 매체를 통해 의약품 광고를 접하지만 의사 처방이 필요한 전문의약품 광고는 잘 보지 못했을 것이다. 미국은 소비자의 알 권리를 위해 전문의약품도 대중광고를 허용하지만 대부분의 국가는 약물 오남용 우려로 일반의약품만 대중광고가 가능하다. 그렇다면 전문의약품은 아예 의약품 광고가 불가능할까? TV에서 백신 광고를 보았는데 이건 어떻게 가능한 것인가? 병원에서 의사로 근무할 때 제약회사 영업담당자가 전달하는 제품 브로셔(판촉물)를 유심히 보곤 했다. 이를 통해 의약품의 정보를 얻을 수 있기 때문이다. 이렇게 전문의약품은 의사나 약사같이 의약품을 처방하고, 조제하고 환자에게 설명해야 하는 전문가에게만 광고가 가능하다.

먼저 '의약품 광고'란 의약품 제조업자, 품목허가를 받은 자, 수입자 등이 의약품의 명칭, 제조방법, 효능이나 성능 등을 널리 알릴 목적으로 일반 소비자 및 의·약학 전문가 등 불특정 다수에게 널리 알리거나 제시하는 것을 말한다.[1] 일단 의약품은 약사법 제68조(과장광고 등의 금지) 제5항에 따라 품목허가를 받거나 품목신고를 한 후가 아니면 의약품을 광고할 수 없다.[2] 또한 제68조 제6항은 전문의약품, 전문의약품과 제형, 투여 경로 및 단위제형당 주성분의 함량이 같은 일반의약품, 원료의약품의 광고를 금지한다.[2] 왜냐하면 전문의약품은 의사의 전문적인 지식에 따라 사용하는 특성을 고려할 때 오·남용 우려, 광고비용의 소비자 부담 증가 등의 이유로 대중광고를 금지하는 것이다. 하지만 의약품 등의 안전에 관한 규칙 제78조(의약품 등의 광고 범위 등) 제1항에 따라 다음 세 가지 경우 전문의약품 광고를 예외로 허용하고 있다.[3]

1. 감염병의 예방용 의약품을 광고하는 경우(예, 백신의 TV 광고).
2. 의학·약학에 관한 전문가 등을 대상으로 하는 의약전문매체에 광고하는 경우(예, 전문가 대상 잡지나 온라인 매체).
3. 의학·약학에 관한 전문가 등을 대상으로 하는 학술적 성격의 매체 또는 수단을 이용하여 광고하는 경우(예, 전문가 대상 학회지나 학술대회 부스).

따라서 일반의약품Over the Counter: OTC은 대중광고Direct to Consumer: DTC가 가능하고, 백신은 전문의약품이지만 감염병 예방을 위해 대중광고가 가능하지만 기타 전문의약품은 의·약학 전문가 대상으로만 광고가 가능하다. 일반의약품과 백신은 대중광고가 가능한 대신 약사법 제68조의2(광고의 심의) 및 의약품 등의 안전에 관한 규칙 제79조(광고심의 대상 등)에 따라 의약품 광고심의기관의 심의를 받아야 한다.[2,3] 단, 광고신청인의 상호, 허가 또는 신고한 제품명 및 의약품의 효능·효과와 용법·용량만을 광고하는 경우에는 심의를 받지 않고 광고할 수 있으나 그 사실을 미리 광고심의기관에 알려야 한다.[3] 식약처는 의약품 광고심의에 관한 업무를 한국제약바이오협회에 위탁했으며, 제약바이오협회는 의약품광고심의위원회를 설치·운영하고 있다. 자세한 내용은 의약품광고심의위원회 홈페이지(https://ad.kpbma.or.kr)를 확인하기 바란다.

의약품 등의 안전에 관한 규칙 제78조 제3항은 의약품을 광고하는 경우에 준수해야 할 사항은 〔별표 7〕 2. 의약품에 가~러 목으로 자세히 규정했다. 이 중 중요한 것만 언급한다.[4]

가) 제품의 명칭, 품질, 제조방법, 용법·용량, 효능·성능 등에 관하여 허가를 받거나 신고한 사항 외의 광고를 하지 말 것: 의약품 허가사항Label에 명시된 적응증과 용법·용량대로 광고해야 한다. 임상 근거가 있더라도 허가사항에 없거나 다른 내

용Off-Label을 광고해서는 안 된다.

나) 소비자가 오인할 우려가 있는 광고 또는 소비자를 속이거나 소비자가 속을 우려가 있는 광고를 하지 말 것: 의약품에 대해 정확하고, 최신의, 객관적인 정보를 전달해야 하며, 특정·일부 결과로 의약품의 효과를 일반화·과장해서는 안 된다.

마) 사실 여부와 관계없이 다른 제품을 비방하거나 비방하는 것으로 의심되는 광고를 하지 말 것: 다른 의약품에 관한 단점을 부각시키는 방법으로 다른 의약품의 효능, 용법, 품질 등이 자사 의약품보다 열등 또는 불리한 것처럼 광고해서는 안 된다.[1]

자) 효능·효과를 광고할 때 "이를 확실히 보증한다"라는 내용 등의 광고 또는 "최고", "최상" 등의 절대적 표현을 사용한 광고를 하지 말 것: 과학적으로 입증하기 어렵고, 절대적 표현의 용어를 사용하여 소비자를 오인시킬 우려가 있다.

차) 부작용이 있는 의약품에 대해서는 그 부작용을 부정하는 표현 또는 부당하게 안전성을 강조하는 표현의 광고를 하지 말 것: 모든 의약품은 부작용이 발생할 수 있으므로 부작용이 없다거나 안전성을 보증하는 표현해서는 안 된다.[1] 의약품의 효능과 함께 부작용을 균형 있게 전달해야 한다.

추가로 모든 의약품 광고 문구나 구체적인 내용은 출판된 근거에 기반해야 하므로 근거문헌 등의 인용을 통해 공인된 객관적 내용임을 입증할 수 있어야 한다. 의약품 광고 시 준수하여야 할 세부

기준과 적절한 또는 부적절한 예시는 식약처가 발간한 '의약품광고 및 전문의약품 정보제공 가이드라인'을 참고한다.[1]

의약품의 안전하고 적절한 사용을 보증하고, 소비자·환자의 약물 오남용을 방지하기 위해 광고 규정이 매우 엄격하므로 제약회사는 광고하려는 사항을 면밀히 검토하여 내부 승인과정을 거친다. 보통 마케팅팀에서 광고물을 제작해 검토를 요청하면, 의학부 내 의학정보Medical Information: MI팀이 관련 법령, 가이드라인 및 회사 표준작업지침서에 따라 검토 의견을 전달한다. 검토 의견을 반영하여 광고물이 최종 마무리되면 회사 고유승인번호를 삽입해 광고할 수 있다. 광고 시에는 최신 허가사항과 근거문헌을 반영해야 하므로 회사는 보통 광고물의 유효기간을 2년 정도로 설정하고, 유효기간이 지나면 폐기하고, 필요하면 유효기간을 연장하기도 한다. 마케팅팀에서 광고물을 제작할 때 광고 컨셉, 광고 문구 및 문구를 뒷받침하는 근거문헌 등에 대해 의학부 담당자와 사전에 논의하면 내부 검토 시간을 단축하고, 학술 근거에 기반한 광고물을 제작할 수 있다.

의약품 광고 규정에서 다른 의약품을 비방하는 것을 금지하는데 사실에 기초해 비교하더라도 비교와 비방 사이의 경계가 불명확할 수 있다. 경쟁품과 직접 비교한head to head 임상시험 결과가 아닌 서로 다른 연구의 간접 비교 시 비교가능성Comparability에 이슈가 있을 수 있고 회사마다 해석이 다를 수 있으므로 주의가 필요하다. 한국글로벌의약산업협회KRPIA는 '의약품의 표시/광고 가이드라인'을 2023년 6월 개정했고, 의약품 광고로 회원사 간 분쟁이 발생하는 경우 제27조 '분쟁 해결 촉진 절차 신청'에 따라 KRPIA에 중재를 요청할 수 있도록 했다.[5]

제약회사도 이윤을 추구하는 회사이고, 의약품도 제약회사가 판매하는 상품이므로 판매촉진 목적으로 광고한다. 하지만 의약품은 일반 소비재와 달리 소비자가 의약품을 올바르게 사용하고, 제품정보를 오인하지 않도록 엄격한 광고 규정이 적용된다. 광고는 기본적으로 판촉 목적이지만 의약품의 특성을 고려할 때 의약품에 대한 올바른 정보를 제공하여 허위·과장광고로부터 소비자·환자를 보호하고, 의약품 오남용을 방지하는 등 국민 보건 향상을 우선으로 고려해야 한다. 특히 전문의약품은 대중광고가 금지되고, 고려할 사항이 많으므로 관련 규정을 잘 숙지하고 반드시 회사 검토·승인 후 광고해야 한다.

**참고문헌**


1. 의약품광고 및 전문의약품 정보제공 가이드라인. 식품의약품안전처. 2022년 11월
2. 약사법. 2023. 4. 8
3. 의약품 등의 안전에 관한 규칙. 2023. 3. 8.
4. 의약품 등의 안전에 관한 규칙 [별표 7] 의약품 등을 광고하는 경우에 준수하여야 할 사항 (제78조 제3항 관련)
5. 의약품의 표시/광고 가이드라인. 한국글로벌의약산업협회(KRPIA). 2023.

# 8. 의학정보 서비스

## 정확한 답변 제공이 핵심, 콜센터 · 인공지능 활성화 전망

내가 병원에서 근무하던 2000년대 초반에는 MSL 같은 제약회사 학술담당자가 없었기 때문에 의약품에 대한 정보는 영업담당자나 판촉물에 의존했다. 깨알같이 적힌 제품설명서를 보는 것은 익숙하지 않았다. 병원 처방 시스템에서 의약품 정보를 검색할 수 있었으나 주로 용법 · 용량에 제한된 정보였던 것 같다. 가끔 학술적인 의약품 정보가 궁금하여 해당 제약사 대표번호로 전화하면 누군가 답변을 해줬는데 지금 생각해보면 그분은 의학부 의학정보팀 담당자였을 것이다.

의학부 의학정보Medical Information: MI팀의 대표적인 업무는 판촉물 검토와 의학정보 서비스Medical Information Service: MIS 제공이다. 판촉물은 자사의약품의 광고를 위해 자발적Proactive으로 전달하는 것이고, 의학정보 서비스는 고객의 요청에Unsolicited Request 따라 수동적Reactive으로 제공하므로 판촉활동과 구별된다. MIS는 회사에서 시판 중인 의약품 및 관련된 질병에 대한 내외부 고객의 의학 문의Medical Inquiry에 정확하고, 최신의, 균형 있는 정보를 전달한다. 내외부 고객은 의사, 약사, 간호사 등 보건의료전문가와 환자·소비자, 보호자 및 내부 직원 등 다양한 고객을 포함한다.

의학정보 서비스가 왜WHY 필요한가? 의사나 약사는 많은 의약품을 다루므로 모든 의약품의 허가사항과 최신 정보를 정확하게 알지 못할 수 있다. 환자·소비자 및 보호자는 전문적인 의약학 지식이 부족하고, 의사·약사의 설명이나 제품설명서를 잘 이해하지 못할 수 있고, 갑자기 궁금한 점이 생겼을 때 문의할 곳이 필요하다. 가령 아침 약 복용을 잊었는데 저녁에라도 먹어야 하는지, 다른 의약품과 같이 복용해도 되는지 등 궁금할 때마다 의사·약사에게 문의하기 어렵기 때문이다. 내부 직원도 제품이나 관련 질병 자료를 요청할 수 있다.

의학정보 서비스의 목표WHAT는 무엇인가? 의약품을 판매하는 제약회사는 그 약물의 개발·허가 이력과 정확하고 최신 정보를 바탕으로 내외부 고객의 의학 문의나 관련 정보 요청에 일관되게 답변할 수 있어야 한다. 의약품의 허가받은 적응증과 용법 · 용량 정보 및 사용상 주의사항을 정확하고 균형 있게 전달함으로써 의약품의 오남용을 방지한다. 의약품의 적절한 사용을 통해 이익-위험비Benefit-Risk Ratio를 극대화해 환자가 최선의 치료 효과를 얻을 수 있다.

의학정보 담당자는 의학 문의를 어떻게HOW 처리하는가? 담당자는 보통 의학정보팀에 소속된 약사나 간호사인 경우가 많은데 일차적으로 제품 허가사항을 바탕으로 답변한다. 허가사항 내에서 답변이 어려운 경우 회사 의학정보 데이터베이스를 검색하여 과거 유사한 질의에 대한 답변을 찾아보거나 미리 작성된 표준답변서Standard Response Document: SRD나 자주 묻는 질문Frequently Asked Question: FAQ에 대한 답변을 참고한다. 그래도 답변이 어려운 경우 직접 문헌 검색 및 고찰을 통해 맞춤형 답변서를 작성하거나 본사 담당자에게 문의할 수 있다. 국내회사의 경우 의학부에 의학정보팀이 없더라도 사업부 · 개발부 학술담당자나 소비자상담실 등에서 해당 요청을 처리하고 있다.

의학정보 담당자는 다양한 역량이 요구되는데 일단 대부분의 질의는 허가사항 내에서 답변이 가능하므로 최신 허가사항을 정확히 숙지하는 것이 가장 중요하다. 제품 및 관련 질병에 대한 지식과 약사법, 국내 규정 및 회사 표준작업지침서에 대한 이해도 필요하다.

또한 문헌 검색 및 평가 능력, 논문 해석을 위해 기본적인 의학통계의 이해, 답변서 작성을 위한 논문 요약 및 정리 능력이 요구된다. 업무 특성상 내외부 고객과 직접 통화가 필요하고, 고객이 제품에 대한 부작용이나 불만을 토로하는 경우가 있으므로 원활한 의사소통 및 공감 능력도 필요하다.

의학정보 서비스를 제공할 때 주의사항은 무엇인가? 허가사항이나 미리 준비된 답변서에 따라 답변하는 것이 아닌, 담당자가 직접 문헌을 검색, 검토 및 정리하여 답변서를 전달하는 경우가 있다. 이때 '4-Eye Principle'(두 사람이 상호 견제하고 상호 균형을 맞춘 문서)이 적용되어 답변서를 작성한 담당자의 매니저나 의학자문의의 검토를 거쳐야 한다. 답변 내용에 따라 의사의 판단이나 처방이 달라질 수 있으므로 답변은 정확성, 객관성, 균형성, 최신성 등을 유지해야 하고 근거에 기반하여 문의 사항에 대해서만 답변해야 한다.

허가받지 않은Off-Label 적응증이나 용법 · 용량에 대한 질문에 대해서는 정확한 허가사항을 알리고, 허가사항에 따라 사용할 것을 권고해야 한다. 환자 · 소비자나 보호자가 질문하는 경우 진단 · 치료에 대한 의학적 조언을 해서는 안 되며, 의학적 판단이나 허가사항 외 사용에 대해서는 반드시 주치의와 상의하도록 권고해야 한다. 영업담당자가 담당 의사의 질문을 대신하는 경우 허가사항 외 내용이 답변서에 포함됐다면 영업담당자를 통해 답변서를 전달해서는 안 된다. 왜냐하면 의학정보 서비스는 고객의 요청에 근거한 것이므로 판촉활동은 아니나 약사법에서 미허가사항에 대해 판촉을 금지하므로 영업담당자가 전달하는 것은 오해의 소지가 있다. 약사법 제68조(과장광고 등의 금지) 제5항에 따라 품목허가를 받거나 품목신고를 한 후가 아니면 의약품의 효능·성능 등에 관하여 광고할 수 없기 때문이다.[1]

의학정보 담당자는 고객과 대화 과정에서 의학 문의가 아닌 질문은 적절한 담당자를 연결하고, 약물 부작용이나 효능 부족이 언급되는 경우 약물감시팀에, 제품의 품질 결함이나 불만Product Technical Complaint이 수집될 때는 품질관리팀에 보고해야 한다. 고객의 질문, 담당자의 답변 및 다른 팀에 보고한 사항은 모두 회사가 지정한 시스템에 적절히 기록을 남겨야 한다. 의학정보 담당자의 자격, 교육·훈련 사항, 부작용·제품 결함 보고, 제공된 답변의 적절성 및 문서화는 자주 감사의 대상이 되므로 잘 관리해야 한다.

마지막으로 앞으로 의학정보 서비스는 어떻게 변화할 것인가? 일반의약품이나 주사제나 흡입제 같은 특정 디바이스를 사용하는 전문의약품의 경우 소비자·환자 문의가 많으므로 외부 콜센터가 활성화되고 있다. 또한 대부분의 의학 문의는 제품 허가사항으로 답변할 수 있으므로Simple Inquiry 외부 콜센터 담당자가 일차 답변을 하고, 허가사항외 질문이나 어려운 문의Complex Inquiry는 의학정보 담당자가 답변하여 업무 효율성을 향상할 수 있다. 의학 문의를 담당하는 외부 콜센터에 대한 수요가 증가함에 따라 전문인력의 확보 · 유지 및 지속적인 교육 · 훈련이 중요할 것이다.

의학정보 서비스에 인공지능 등 디지털을 적용Smart MI, Digital MI하려는 시도가 활발하다. 의학정보 담당자에 의한 직접 서비스는 근무 시간에만 가능하고, 담당자에 따라 동일한 질문에 다른 답변이 전달될 수도 있고, 디지털 도입이 비용 절감을 가져올 수 있기 때문이다. 이미 많은 회사가 영업담당자들이 자주 묻는 질문에 대해 챗봇 서비스를 제공하거나 고객들의 질문을 자연어 처리하여 Natural Language Processing 인공지능 알고리즘에 따라 자동화된 답변 Automated Response을 제공하고 있다. 하지만 의학 문의에 대한 답변은 부정확한 정보로 환자에게 위해가 가면 안 되므로 인공지능이 어떤 질문에도 정확한 답변을 제공할 수 있는지 검증하는 것이 핵심이다. 한국에서도 일부 제약회사들이 카카오플러스 채널이나 자체 홈페이지를 통해 간단한Decision Tree Algorithm 형태의 의학정보 서비스를 제공하고 있다.

보건의료전문가나 환자 · 소비자가 의약품 정보가 궁금한 경우 회사 대표번호나 이메일을 통해 의학정보 담당자에게 연락하거나 회사 홈페이지 또는 식약처 의약품안전나라 의약품통합정보시스템을 통해 의약품의 최신 제품정보를 검색할 수 있다(https://nedrug.mfds.go.kr/searchDrug).

의학 문의와 답변에 대한 전반적인 흐름은 〈그림 1〉을 참고한다.

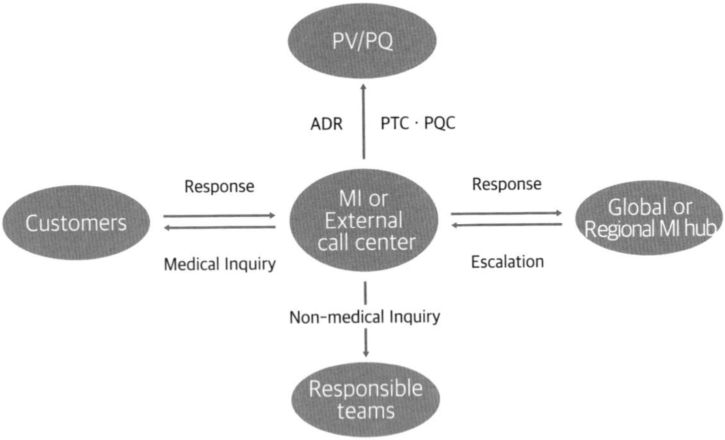


〈그림 1〉 Overall Flow of Medical Information Service.

**약어 정리**

- PV Pharmacovigilance
- ADR Adverse Drug Reaction
- MI Medical Information
- PQ Product Quality
- PTC Product Technical Complaint
- PQC Product Quality Complaint

**참고문헌**

1. 약사법. 2023. 4. 8

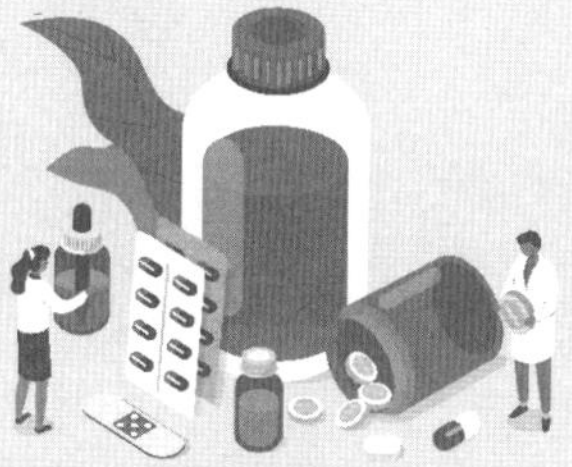

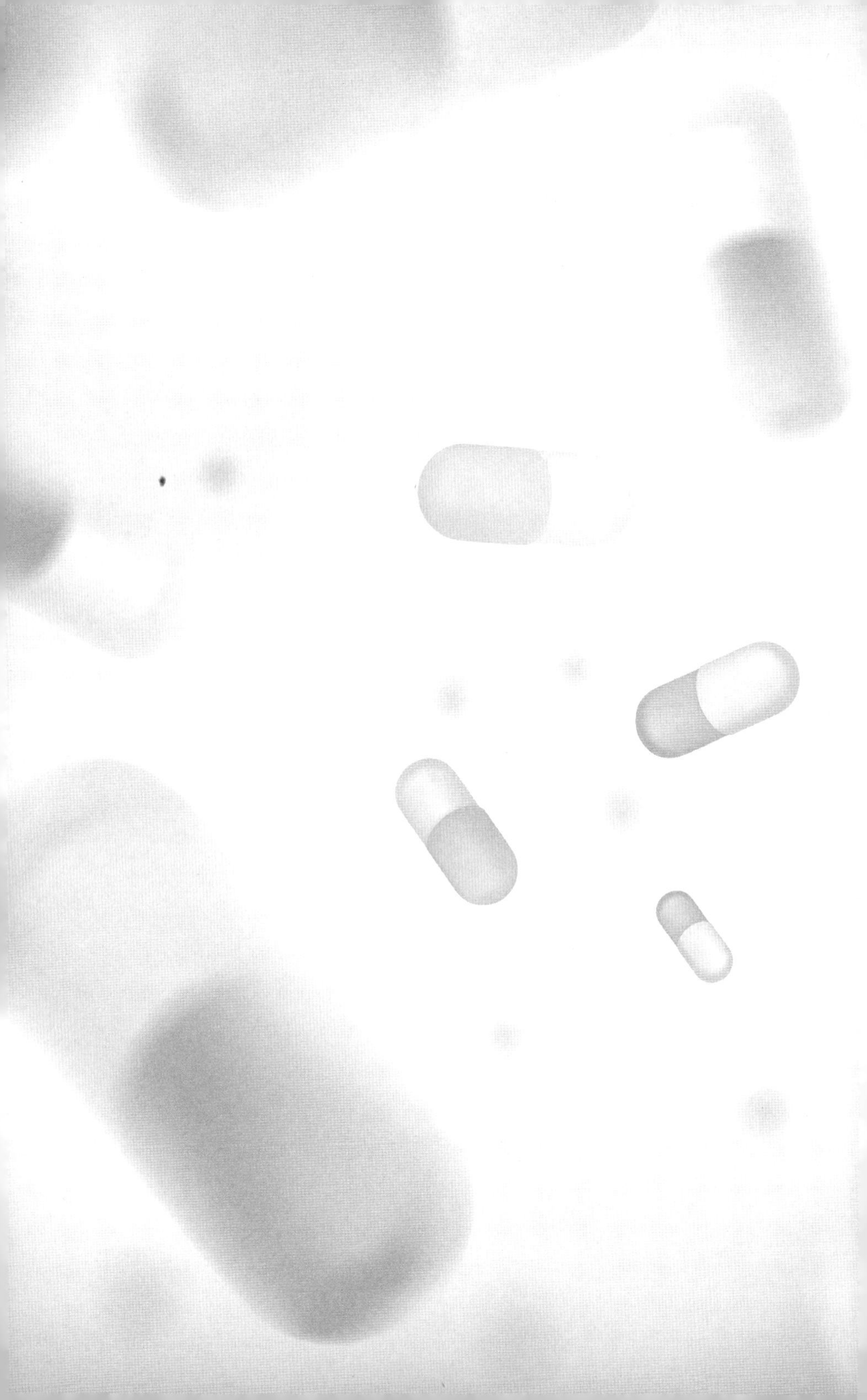

# III

# 임상연구 편

# 1. 임상연구 윤리

## 임상시험은 인권, 안전, 비밀보장 등 엄격한 윤리지침에 따라 수행해야

임상연구 편을 시작하면서 먼저 사람을 대상으로 한 연구, 특히 중재가 있는 임상시험의 윤리에 관해 설명하고자 한다. 연구가 과학적이면 되지, 왜 윤리적이어야 하는가? 신약을 실제로 사용하기 위해서는 유효성과 안전성을 입증해야 하므로 '인간에 대한 시험: 임상시험'이 필수적인데 모든 신약은 안전성과 유효성이 확립되지 않은 시험약Investigational Drug이므로 잠재적인 위험이 있다. 임상시험 대상자는 이런 위험을 감수하고, 미래의 환자 회복을 위해 참여하는 것이므로 대상자의 인권, 안전, 복지, 비밀보장 유지를 위해 임상연구는 국제적으로 정한 엄격한 윤리지침에 따라 수행되어야 한다. 이를 위해 연구자, 연구기관, 윤리위원회, 의뢰자 및 규제기관 등의 공동 노력이 필요하다.

임상연구 윤리가 대두하고, 관련 규정이 발전한 중요한 역사적 사건들이 있었다. 제2차 세계대전 종전 후 밝혀진 나치 독일군에 의한 인체실험이 극단적인 사례다. 군진 의학Military Medicine이라는 이름하에 전쟁 수행에 필요한 의학지식과 기술을 얻기 위한 잔인한 생체실험으로 피해자는 사망하거나 평생 후유증에 시달려야 했다. 1950년 후반과 1960년 초반에 임신초기 입덧 방지용으로 탈리도마이드를 사용했는데 이 약의 부작용으로 1만 명이 넘은 기형아를 출산한 것도 비극적인 사건이다. 하지만 미국 FDA는 이 약의 시판허가를 하지 않은 덕분에 비극을 피할 수 있었다. 터스키지 매독 연구Tuskegee Syphilis Study는 1932년 미국 터스키지 마을에서 흑인 매독 환자를 대상으로 매독의 자연 경과를 관찰하기 위한 장기 추적조사였다. 문제는 흑인에 국한했으며, 환자들은 연구목적에 대해 알지 못했고, 페니실린이 매독에 효과 있음이 알려진 후에도 환자들에게 페니실린을 투여하지 않고 1973년까지 연구를 계속했다는 점이다.[1]

이런 역사적 사건에 따라 임상연구 윤리 기준을 마련했는데 의학연구와 관련된 여러 헌장과 규정 중에서 가장 오래된 것은 뉘른베르크 강령이다.[1] 뉘른베르크 강령The Nuremberg Code, 1947은 독일 뉘른베르크에서 열린 전쟁범죄 재판에서 나치의 생체실험을 범죄로 규정하면서 허용 가능한 의학연구에 대한 10가지 기본 원칙을 발표했다. 최초의 의학연구 윤리강령으로 이후 관련 윤리 규정의 기초가 됐으며, 첫 번째 원칙으로 시험대상자의 자발적 동의는 절대적으로 필수적임The voluntary consent of the human subject is absolutely essential을 선언했다.[1,2] 또한 과학적인 목적을 위해서만 연구를 수행해야 하며, 대상자의 건강과 복지가 절대적으로 보호받아야 하고, 적절한 시설을 갖춘 곳에서 적합한 자격이 있는 연구자만이 연구를 할 수 있으며, 대상자는 언제라도 연구 참여를 그만둘 수 있다는 내용이 들어 있다.[1]

뉘른베르크 강령이 법조인에 의한 지침이라면 의사들에 의한 의학연구의 윤리기준은 헬싱키선언이다.[1] 1964년 핀란드 헬싱키에서 열린 세계의사회 총회에서 인간 대상 의학연구의 가장 대표적이고 국제적인 윤리 원칙인 헬싱키선언Declaration of Helsinki, 1964이 제정됐다. 1975년에는 임상연구 시 '독립위원회 심의'를 요구하는 조항이 추가되어 국제적인 의학잡지들은 논문심사 기준에 '임상시험심사위원회Institutional Review Board, IRB의 승인이 필요하다'는 조항을 삽입했다.[3] 2013년 세계의사회 총회에서 제7차 개정이 있었고, 서문과 일반원칙 등을 포함하여 37가지 조항으로 구성돼 있다. 일반원칙 제7조는 '의학연구는 모든 연구대상자에 대한 존중을 함양하고 보장하여 그들의 건강과 권리를 보호하는 윤리기준을 따라야 한다'고 했다.[4]

대한의사협회는 2001년 의사윤리강령과 의사윤리지침을 제정했고, 2017년 2차 개정을 했다. 의사윤리강령 제10조는 '의사는 사람 대상 연구에서 연구참여자의 권리, 안전, 복지를 보호하며, 연구의 과학성과 윤리성을 유지하여 의학 발전과 인류의 건강증진에 기여한다'고 언급했다.[5] 의사윤리지침 제40조(의학연구)는 윤리강령 제10조의 기본 정신을 다음 네 가지 항목으로 구체적으로 규정했다.[5]

1. 의사는 사람을 대상으로 연구를 함에 있어서, 연구참여자의 권리, 안전, 복지를 최우선으로 고려해야 한다.
2. 의사는 사회경제적 약자들의 취약점을 이용하여 의학연구의 대상으로 삼아서는 안 된다.
3. 의사는 기관생명윤리위원회에서 연구계획을 승인받은 후에 연구를 수행해야 하고, 연구 과정에서 위원회와 지속적인 협조 관계를 유지해야 한다.
4. 의사는 제약회사나 의료기기회사 등의 지원으로 연구하는 경우, 연구결과와 이의 발표에 대한 간섭을 허용해서는 안 되며, 정당한 보상 이외에 연구결과와 관련하여 보상을 받아서는 안 된다. 연구결과를 발표할 때는 연구비 지원기관을 공개해야 한다.

헬싱키선언 후 미국의 '생명의학 및 행동연구의 인간 대상자 보호를 위한 국가위원회'는 '인간 대상자 보호를 위한 윤리적 원칙과 지침'을 벨몬트 보고서The Belmont Report, 1979란 이름으로 발표했다.[1,6] 벨몬트 보고서는 연구 윤리의 기본 원칙을 세 가지로 요약했는데 인간 존중의 원칙Respect for Persons, 선행의 원칙Beneficence과 정의의 원칙Justice이다. 인간 존중의 원칙은 인간 존엄성의 존중과 개인 자율성의 존중 그리고 자율성이 저하된 인간에 대한 특별한 보호를 내용으로 한다. 충분한 설명에 근거한 동의Informed Consent가 무엇보다 중요하고 이것은 정보Information, 의사결정능력Comprehension 및 자발성Voluntariness, 세 가지 요소를 전제로 한다. 선행의 원칙은 대상자의 복지와 안녕을 지켜야 함을 명시한 것으로 연구자는 위험·이득 평가를 통해 가능한 이익을 최대로 하고, 손실을 최소화하라는 것이다. 정의의 원칙은 대상자를 선정할 때나 시험 결과를 누리는 데 있어서 공정해야 한다는 것이다.[1,6] 벨몬트 보고서는 한 국가에서 발표한 보고서임에도 불구하고, 연구 윤리의 기본 원칙이 간결하고도 포괄적이며 분명하게 표현되어 각 나라의 지침에 중요한 길잡이가 됐다.[1]

그러면 연구 윤리를 잘 지키고 대상자를 보호하기 위한 안전장치는 무엇인가? 먼저 임상시험심사위원회IRB는 윤리위원회Ethics Committee: EC라고도 하는데 의약품 임상시험 관리기준KGCP에 따르면 '계획서나 대상자로부터 서면 동의를 얻기 위해 사용하는 방법이나 제공되는 정보를 검토하고 지속적으로 확인함으로써 임상시험에 참여하는 대상자의 권리, 안전, 복지를 위해 시험기관 또는 임상시험안전지원기관에 독립적으로 설치한 상설위원회'로 정의했다.[7] IRB 심의제도는 윤리적인 연구 수행 의무를 연구자 단독의 책임으로부터 기관에서 공동으로 책임지고 대상자 보호 및 윤리적 연구 수행을 보장하기 위한 제도로 1970년대 미국에서 도입됐고, 1975년 헬싱키선언에도 해당 조항이 추가됐다.[1,3] 과거 의학자들의 양심을 믿는 자율적인 의학연구 윤리제도에 동료 및 외부 전문가 심사라는 안전장치가 도입된 것이다.[3] 우리나라는 1989년 가톨릭대학병원에 처음으로 설치됐고, 1995년 KGCP 제정으로 임상시험 실시기관에 IRB 설치가 의무화됐다.[3]

다른 안전장치로 독립적인 자료 모니터링 위원회Independent Data Monitoring Committee: IDMC는 임상시험 외부의 독립적인 전문가로 구성된 집단으로 임상시험의 과정, 안전성 데이터 및 중대한 효능 결과변수를 평가하여 대상자의 안전과 시험의 과학적 타당성을 극대화한다.[8] 이를 위해 시험을 수행하는 동안 눈가림 해제 상태로 중간결과를 검토할 수 있다.[8] IRB가 기관별로 상설 설치되어 임상연구의 주로 윤리적 측면에서 평가한다면, IDMC는 연구별로 의뢰자에 의해 구성되어 과학적 측면에서 임상시험 자료와 안전성을 검토하는 것이 차이점이다.

마지막으로 Good Clinical PracticeGCP는 임상시험 실시를 위해 반드시 따라야 할 지침으로 GCP 준수는 대상자의 안전, 권리, 복지 및 비밀보장을 보호하고, 헬싱키선언에 기초한 원칙과의 일관성을 유지하며, 임상시험 자료가 신뢰할 수 있음을 보증한다. GCP는 임상연구를 위한 바이블과도 같으므로 다음 챕터에서 자세히 설명한다. 2000년대 들어서면서 체세포핵이식, 줄기세포, 유전자치료 등의 새로운 영역의 임상연구는 신약 임상시험과 관련한 연구 윤리에 더 폭넓은 윤리적 문제를 포함하고 있어, '생명윤리 및 안전에 관한 법률'을 2005년부터 시행했다.[3] 지금까지 언급한 대표적인 의학연구 윤리강령과 지침을 〈표 1〉에 정리했다.[1]

| 명칭 | 제정 연도 | 발표국 | 내용 |
|---|---|---|---|
| 뉘른베르크 강령 | 1947 | 연합군 재판부 | 인간 대상 시험을 할 때 지켜야 할 10가지 원칙을 제시함. |
| 헬싱키선언 | 1964 | 세계의사회 | 사람을 대상으로 하는 생명의료 연구와 관련하여 의료진에게 지침이 되는 권고 사항을 담음. |
| 벨몬트 보고서 | 1979 | 미국 | 인간 대상 연구의 윤리적인 기본 원칙을 제시하여 이후 연구 관련 정책의 기틀을 마련함. |
| GCP | 1981 | 미국 | FDA가 4개의 임상시험 가이드라인을 GCP라는 명칭으로 통합하여 신약개발 임상시험을 관리함. |
| KGCP | 1995 | 한국 | 한국에서 수행되는 신약개발을 위한 임상시험의 지침을 마련함. |
| ICH-GCP | 1996 | 미국, 유럽, 일본 | 신약개발을 위한 임상시험의 지침을 표준화된 국제 지침으로 마련함. |
| 의사윤리지침 | 2001 | 한국 | 연구에 종사하는 의사들을 위한 기본적인 윤리지침을 제공함. |
| 생명윤리 및 안전에 관한 법률 | 2005 | 한국 | 국가생명윤리위원회, 기관생명윤리위원회, 배아생성 및 연구, 유전자 검사 연구 등을 규정함. |

〈표 1〉 대표적인 의학연구 윤리강령과 지침[1]

헬싱키선언의 일반원칙 제12조는 '인간 대상 의학연구는 적절한 윤리적, 과학적 교육과 훈련을 받은 자격이 있는 사람이 수행하여야 한다'고 명시했다.[4] 한국은 2015년 약사법 제34조의4(임상시험 종사자에 대한 교육)를 신설하여 임상시험에 참여하는 시험자와 모니터 요원 등이 전문성 향상 및 임상시험대상자 보호를 위하여 필요한 교육을 받도록 의무화했다.[9] 이에 의약품 등의 안전에 관한 규칙 제38조2(임상시험 교육의 내용, 시간, 방법 등) 제1항 제2호에 '임상시험대상자 보호 등에 필요한 윤리적 소양에 관한 사항'을 임상시험 종사자 교육 내용으로 포함했다.[10] 임상시험 업무에 종사하기 위해 인증된 면허가 필요한 것은 아니지만 관련 교육을 의무화한 것은 그만큼 임상시험을 과학적이고, 윤리적으로 시행하는 것이 중요하다는 의미가 담겨 있다.

**참고문헌**

1. 임상시험 관련자를 위한 기본교재. 식품의약품안전청
2. The Nuremberg Code (1947). British Medical Journal 1996;313(7070):1448.
3. 임상시험 관련자를 위한 전문교재. 식품의약품안전청
4. 세계의사회 헬싱키선언: 인간 대상 의학연구 윤리 원칙. J Korean Med Assoc 2014;57(11):899-902.
5. 의사윤리강령/의사윤리지침. 대한의사협회. 2017. 04. 23
6. The Belmont Report: Ethical Principles and Guidelines for the Protection of Human Subjects of Research. The National Commission for the Protection of Human Subjects of Biomedical and Behavioral Research. April 18, 1979.
7. 의약품 임상시험 관리기준. 의약품 등의 안전에 관한 규칙 [별표 4]. 2022. 12. 7.
8. 독립적인 자료 모니터링 위원회 설립 및 운영을 위한 가이드라인. 식품의약품안전처. 2009. 9. 16.
9. 약사법. 2023. 4. 8
10. 의약품 등 안전에 관한 규칙. 2023. 3. 8.

# 2. 임상시험 관리기준

## (Good Clinical Practice, GCP)

### 데이터의 신뢰성을 보증하고
### 시험대상자를 보호하기 위한 기본 원칙

제약회사에서는 GCP나 GMP처럼 영문 이니셜로 표현한 단어를 자주 접한다. 의약품 연구개발과 제조·품질관리는 GLP(Good Laboratory Practice: 비임상시험 관리기준), GCP(Good Clinical Practice: 의약품 임상시험 관리기준) 및 GMP(Good Manufacturing Practice: 의약품 제조 및 품질관리기준)에 따라 엄격한 기준이 요구된다. 특히 의학부에 입사할 때 입문 교육에서 GCP 교육은 필수다. 임상연구에 참여하는 연구자도 GCP 교육 수료증을 제출해야 연구에 참여할 수 있다. 임상시험을 윤리적이고 과학적으로 진행하기 위해서는 GCP를 준수하는 것이 매우 중요하므로 이번 챕터에서 GCP만 별도로 설명한다. 여기서 'Clinical'은 임상진료를 말하는 것이 아니라 사람을 대상으로 한 '임상시험'을 의미하고, 사람이 대상이 아닌 경우 비임상Non-Clinical으로 표현한다.

인간 대상 의학연구의 기본 윤리원칙인 '헬싱키선언'의 일반원칙 제10조는 다음과 같다. "의사는 인간 대상 연구에 있어서 적용 가능한 국제적 규범과 기준뿐 아니라 자국의 윤리적, 법적, 제도적 규범과 기준을 동시에 고려해야 한다".[1] 국제적 기준으로는 ICH-GCP가 대표적이고, 한국에는 의사윤리지침, 약사법, 의약품 등의 안전에 관한 규칙 및 해당 규칙의 [별표 4]인 '의약품 임상시험 관리기준' 등이 있다.

먼저 GCP는 어떻게 탄생했을까? 1964년 헬싱키선언과 1979년 벨몬트 보고서를 거치면서 임상연구의 윤리적 고려는, 1970년 후반에 미국 FDA로 하여금 임상시험을 윤리적이며 신뢰성 높게 시행하기 위한 가이드라인을 펴내게 했다. 임상시험 의뢰자와 모니터의 역할과 책임(1977년), 임상시험 연구자의 의무(1977년), 임상시험 심사위원회IRB의 역할(1978년) 및 시험대상자들의 보호와 동의 취득(1979년)에 관한 가이드라인이었다.[2,3] FDA는 1981년 4개의 가이드라인을 통합하여 GCP라는 명칭으로 법제화했고, 이후 GCP는 세계 각국에서 임상시험 관리 표준으로 채택됐다.[3]

이러한 임상시험의 제도적 관리에 따라 1980년대 말 유럽 각국 및 1992년 유럽연합도 미국과 같이 GCP를 도입했다. 1990년대 들어 임상시험의 세계화 경향이 두드러지면서 신약개발을 선도하던 미국, 유럽연합 및 일본의 보건당국과 제약기업 전문가들이 ICHInternational Conference of Harmonization on Technical Requirements for Registration of Pharmaceuticals for Human Use(의약품국제조화회의)를 조직하여 신약개발 과정과 등록을 국제적으로 표준화하는 작업을 시작했다. 이 작업의 일환으로 임상시험 관리기준도 1996년 ICH-GCP(ICH E6; Guideline for GCP)로 국제적으로 통일됐고, 이후 임상시험의 세계화는 더욱 가속화됐다.

우리나라는 1987년 KGCPKorea GCP 안을 공표했으나 동의 취득의 어려움과 임상시험 여건의 미성숙 등으로 시행을 미루다가 1995년 서면 동의를 의무화하는 KGCP를 처음으로 시행했다.[3] 이후 ICH-GCP 수준의 임상시험 수행을 위해 KGCP 내용을 대폭 수정하여 2001년부터 ICH-GCP를 반영한 새로운 기준을 적용했다.[2,3] 2012년부터는 식약청 고시로 되어 있던 KGCP를 약사법 시행규칙 〔별표 3-2〕로 상향 입법해 KGCP를 준수하지 않으면 행정처분 대상이 됐다.[2] 현재는 KGCP가 약사법 제34조(임상시험의 계획 승인 등)와 의약품 등의 안전에 관한 규칙 제30조(임상시험의 실시 기준 등)에 따라 동 규칙의 〔별표 4〕인 의약품 임상시험 관리기준으로 변경됐다.[4]

ICH-GCP는 2016년에 한 차례 개정됐고, 크게 8장으로 구성돼 있다.[5] 2023년 5월 현재, 추가 개정을 위해 의견 조회 중이다. KGCP는 2022년 12월에 마지막으로 개정됐고, 총 10호로 구성됐으며 기본적인 원칙과 내용은 ICH-GCP와 유사하나 5호(임상시험의 계약 및 임상시험실시기관), 8의2호(지원기관) 및 10호(실태조사 등)처럼 추가된 부분도 있다[4](〈표 1〉 참고). 핵심은 임상시험 주요 당사자인 임상시험심사위원회IRB, 시험자Investigator 및 의뢰자Sponsor의 역할과 책임을 규정한 부분이다(〈표 1〉에 굵게 표시).

| ICH-GCP: ICH E6 (R2, 9 Nov 2016)[5] | KGCP (2022.12. 7)[4] |
|---|---|
| Introduction | 1. 목적 |
| 1. Glossary | 2. 용어의 정의 |
| 2. The Principle of ICH GCP | 3. 임상시험의 기본 원칙 |
| 3. **IRB/IEC** (Independent Ethics Committee) | 4. 적용범위 |
| 4. **Investigator** | 5. 임상시험의 계약 및 임상시험실시기관 |
| 5. **Sponsor** | 6. **임상시험심사위원회** |
| 6. Clinical Trial Protocol and Protocol Amendment(s) | 7. **시험자** |
| 7. Investigator's Brochure | 8. **임상시험 의뢰자** / 8의2. 지원기관 |
| 8. Essential Documents for the Conduct of a Clinical Trial | 9. 기본문서의 보관 및 열람 등 |
|  | 10. 실태조사 등 |

〈표 1〉 ICH-GCP와 KGCP의 구성

ICH-GCP는 서론에서 GCP를 다음과 같이 정의GCP is an

international ethical and scientific quality standard for designing, conducting, recording and reporting trials that involve the participation of human subjects 하면서, GCP 준수가 결국 시험대상자의 권리, 안전 및 웰빙을 보호하고 Compliance with this standard provides public assurance that the rights, safety and well-being of trial subjects are protected, 수집된 데이터의 신뢰성을 보증한다고 Clinical trial data are credible 했다.[5]

KGCP는 "의약품 임상시험 실시에 필요한 임상시험의 준비, 실시, 모니터링, 점검, 자료의 기록 및 보고 등에 관한 기준을 정함으로써, 정확하고 신뢰할 수 있는 자료와 결과를 얻고, 시험대상자의 권익 보호와 비밀보장이 적정하게 이루어질 수 있도록 하는 것"을 목적으로 명시했다.[4] GCP의 목적을 달성함으로써 당장 임상시험 대상자를 보호할 뿐만 아니라 의약품을 허가해 판매할 때 미래의 일반적인 사용자를 보호할 수 있을 것이다.

GCP는 임상시험을 수행하는 데 있어 총체적인 표준작업지침서로 GCP 목적을 달성하기 위해서는 의뢰자, 시험자, IRB뿐만 아니라 임상시험실시기관, 규제기관, 관련 학회 및 임상시험대상자 등 공동의 노력이 필요하다. KGCP는 임상시험의 기본 원칙 13가지 중 하나로 임상시험 종사자의 업무 수행에 필요한 교육과 훈련 및 경험을 강조했다. GCP는 임상시험 종사자들의 가장 기본적인 교육으로 한국임상개발연구회KSCD나 국가임상시험지원재단

KoNECT이 개최하는 교육에 참여하거나 질병관리청 교육시스템(https://edu.kdca.go.kr/edu/index.html)이 제공하는 온라인 교육(과정 명: 임상연구개론)을 수강할 수 있다. KGCP 제3호인 임상시험의 기본 원칙 13가지를 그대로 인용하며 마무리한다.[4]

1. 임상시험은 헬싱키선언에 근거한 윤리 규정의 기준 및 관계 법령에 따라 실시해야 한다.
2. 임상시험에서 예측되는 위험과 불편을 충분히 고려하여 대상자 개인과 사회가 얻을 수 있는 이익이 그 위험과 불편보다 크거나 이를 정당화할 수 있다고 판단되는 경우에만 임상시험을 실시해야 한다.
3. 과학과 사회의 이익보다 대상자의 권리, 안전, 복지를 먼저 고려해야 한다.
4. 해당 임상시험용의약품에 대한 임상 및 비임상 관련 정보는 실시하려는 임상시험에 적합한 것이어야 한다.
5. 임상시험은 과학적으로 타당해야 하며, 임상시험계획서는 명확하고 상세히 기술해야 한다.
6. 임상시험은 식품의약품안전처장이 승인한 임상시험계획서에 따라 실시해야 한다.
7. 대상자에 대한 의학적 처치나 결정은 의사, 치과의사 또는 한의사의 책임하에 이뤄져야 한다.
8. 임상시험 수행에 참여하는 모든 사람은 각자의 업무 수행에 필

요한 적절한 교육과 훈련을 받고, 해당 업무 분야와 관련한 경험이 있어야 한다.

9. 임상시험 참여 전에 모든 대상자로부터 자발적인 임상시험 참가 동의를 받아야 한다.
10. 모든 임상시험 관련 정보는 정확한 보고, 해석 및 확인이 가능하도록 기록, 처리, 보관되어야 한다.
11. 대상자의 신상에 관한 모든 기록은 비밀이 보장되도록 관계법령에 따라 취급해야 한다.
12. 임상시험용의약품은 별표 4의2 임상시험용의약품 제조 및 품질관리기준에 따라 관리되고, 식약처장이 승인한 임상시험계획서에 따라 사용해야 한다.
13. 임상시험은 품질보증이 이뤄질 수 있는 체계하에 실시되어야 한다.

**참고문헌**


1. 세계의사회 헬싱키선언: 인간 대상 의학연구 윤리 원칙. J Korean Med Assoc 2014;57(11);899-902.
2. 임상연구자를 위한 GCP: 사례를 위한 GCP 알기. 국가임상시험사업단. 2013.
3. 임상시험 관련자를 위한 기본교재. 식품의약품안전청.
4. 의약품 임상시험 관리기준. 의약품 등의 안전에 관한 규칙 [별표 4]. 2022. 12. 7
5. Integrated Addendum to ICH E6(R1): Guideline for Good Clinical Practice. E6(R2). ICH. 9 Nov 2016

# 3. 임상연구의 설계

## 중재의 개념, 관찰연구의 종류, 연구의 시간적인 방향과 무작위배정

노량진 수산시장이 현대화 건물로 완공되고 2016년 3월부터 영업을 시작했지만 기존 시장 상인들은 입주를 거부했다. 건물 자체는 현대화됐으나 '설계'가 잘못되어 점포 간 폭이 좁고 장사를 하기에 불편했기 때문이다. 이렇게 건축물을 지을 때 설계가 중요하듯 임상연구를 진행하기에 앞서 어떻게 설계할 것인가는 매우 중요한 문제다. 특히 중재가 있는 임상시험의 경우 최소한의 대상자와 비용을 들여 짧은 시간 내에 새로운 약물의 효능과 안전성을 과학적으로 평가하기 위해서는 연구설계가 매우 중요하다.[1]

구체적인 연구설계 전에 좋은 연구 질문을 도출하고 연구계획을 세우기 위한 'FINER' 기준을 기억하면 좋은데 Feasible, Interesting, Novel, Ethical, Relevant의 약자다.[2] 'Feasible'은 대상자 수, 전문적인 기술, 시간과 예산이 적절해야 하고, 연구 범위가 관리 가능한 수준이어야 한다. 'Interesting'은 연구자와 동료 의사들의 흥미를 끌 수 있는 주제여야 하고, 'Novel'은 새로운 결과를 제시하거나 기존의 연구를 확정 · 반박하거나 건강과 의학 진료에 혁신을 이끌 수 있어야 한다. 'Ethical'은 말 그대로 윤리적이어야 하고, IRB 승인을 받을 수 있어야 한다. 마지막 'Relevant'는 학술 지식, 임상진료, 건강 정책들에 의미 있는 영향을 주거나 미래 연구 방향성을 제시할 수 있어야 한다.[2]

의학부 직원으로서 연구설계를 잘 이해하면 논문 읽을 때 연구 결과를 해석하거나 연구자주도 연구 제안을 검토할 때 큰 도움이 된다. 실제 임상연구를 설계할 때 고민하는 8가지 주제에 대해 비교 형식으로 정리한다.

### 1. Interventional vs Observational(Non-Interventional)

임상연구를 설계할 때 가장 먼저 고민하는 것이 '중재' 여부다. 연구자가 연구대상자의 동의하에 어떤 특정 노출 · 중재를 가한다면(보통 약물) 중재연구Interventional Study가 되고, 이런 중재가 있는 경우 임상시험Clinical Trial/Study이라 부른다. 특정 중재 없이 일상 임상진료하에서 관찰한다면 관찰연구Observational Study: OS 또는 비중재연구Non-Interventional Study: NIS라 한다. 임상시험은 역학적 연구 중에서 실험적 연구로 내적 타당성이 높지만 제한된 환자 표본을 대상으로 하므로 외적 타당성이 상대적으로 낮아 대표성 있는 표본을 잘 선정해야 한다.[1]

참고문헌 3의 Figure 1을 보면 임상연구의 형태를 분류하는 데 있어 가장 우선적으로 고려해야 할 것이 특정 노출·중재 여부임을 알 수 있다[3](Figure 1은 란셋 논문에서 직접 확인 바람). 단일군 임상시험과 특정 약물의 사용성적조사가 비슷한 형태일 수 있는데 단일군 임상시험은 약물(시험약)을 중재로써 제공하면서, 해당 약물의 유효성과 안전성을 평가하기 위해 정해진 방문 일정에 평가와 검사가 이뤄지고, 병용약물의 투약이 제한될 수 있다. 반면 사용성적조사는 이미 시판된 약물을 적합한 환자에게 처방하고 일상 진료하에서 해당 약물에 대한 반응을 관찰하며, 병용약물 복용 등의 제한이 없다(〈그림 1〉).

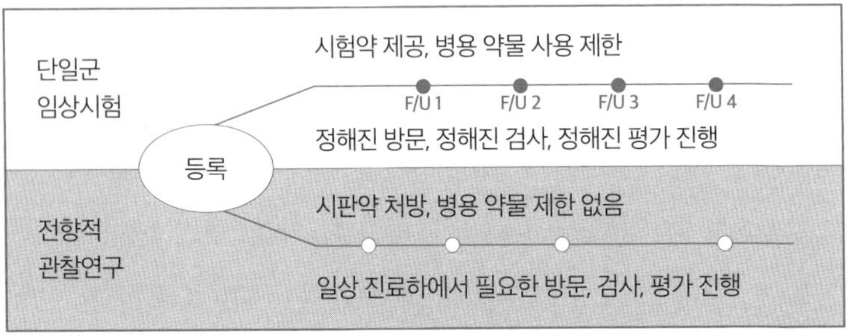


〈그림 1〉 단일군 임상시험과 전향적 관찰연구의 비교

## 2. Cohort vs Case-Control vs Cross-Sectional

참고문헌 3의 Figure 1 우측을 보면 관찰연구를 다양한 형태로 분류할 수 있다. 일단 비교군이 있으면 분석연구Analytical Study라 하고, 없는 경우 기술연구Descriptive Study라 하며, 사례연구Case Report 또는 사례군연구Case-Series Report가 후자에 해당한다.[3] 분석연구는 노출과 결과의 시간적 선후관계에 따라 코호트연구Cohort Study, 환자-대조군 연구Case-Control Study 및 단면연구Cross-Sectional Study로 나뉜다. 예를 들어 현재 흡연 여부에 따라 환자를 일정 기간 추적관찰하여 폐암과의 인과관계를 밝힌다면 코호트연구이고, 반대로 현재 폐암 여부에 따라 과거 흡연력을 확인하여 인과관계를 파악한다면 환자-대조군 연구가 된다. 코호트연구는 보통 전향적 코호트연구를 이야기하나 청구 자료를 바탕으로 한 후향적 코호트연구도 최근 많이 증가하고 있다. 한국에서 시판후조사로 진행하는 사용성적조사는 전향적 코호트연구이고, 흔히 Chart Review Study라 부르는 것은 후향적 코호트연구로 보면 된다.

단면연구는 현재 시점에서 흡연과 폐암 여부를 동시에 확인하여 관련성을 확인하는 것이다. 짧은 기간에 간단하게 진행할 수 있는 장점이 있지만 노출과 결과 간에 인과관계를 판단하기는 어렵고, 단지 관련성Association을 알 수 있으므로 결과 해석에 주의가 필요하다. 쉽게 얘기하면 이러한 다양한 관찰연구에서 나온 자료를 Real World DataRWD라 하고, 이런 자료를 분석하여 출판하면 Real

World EvidenceRWE가 된다. (FDA 정의: RWD are data relating patient health status and/or the delivery of health care routinely collected from a variety of sources. RWE is the clinical evidence about the usage and potential benefits or risks of a medical product derived from analysis of RWD.[4])

### 3. Prospective vs Retrospective

임상시험을 포함한 대부분의 연구는 교란변수를 통제해 더 명확한 연구결과를 얻을 수 있으므로 전향적Prospective으로 진행하나 환자-대조군 연구나 후향적 코호트연구처럼 후향적Retrospective으로 진행할 수도 있다. 환자-대조군 연구는 현재 결과 정보를 가지고 출발하여 과거의 원인·노출을 찾는 것이고(현재 ⇨ 과거), 후향적 코호트연구는 과거의 원인·노출 정보를 바탕으로 현재의 결과를 확인한다(과거 ⇨ 현재). 후향적 연구의 경우 연구 진행 시점에 과거와 현재 데이터를 갖고 있으므로 짧은 시간에 적은 비용으로 특별한 윤리적 고려 없이 쉽게 진행할 수 있으나 데이터의 부정확성·부재, 교란변수의 개입, 기타 비뚤림Bias을 고려해야 한다.

### 4. Randomized vs Non-Randomized

임상시험의 과학성과 윤리적 고려를 위해 가장 중요한 것이 무작위배정Randomization이다. 무작위배정은 비뚤림을 최소화하고, 연구결과에 영향을 미치는 알려진 또는 알려지지 않는 모든 교란변수를 통제할 수 있다. 임상시험에서 시험군과 대조군 간의 비교가능성Comparability 보장을 위해 시험군과 대조군 간 치료 방법의 차이를 제외하고는 거의 동일한 기저 특성Baseline Characteristics을 갖는 것이 필요한데 이는 무작위배정을 통해서만 가능하다. 무작위 임상시험 논문을 보면 항상 표 1(Results의 Table 1)에 기저 특성을 제시하고, 군 간 기저 특성에 차이가 없음을 먼저 언급한다. 이후 투여군 간에 평가변수 값에 차이가 나는 경우 이는 시험약과 대조약의 약효 차이라고 주장할 수 있는 것이다.[5]

비무작위배정Non-Randomization은 계통적배정이라고도 하는데 일정한 사전 규칙에 의한 배정하는 방법으로 확률론적 방법에 의거한 무작위배정과 구별된다. 예를 들어 대상자의 일련번호를 홀짝으로 구별하여 시험군과 대조군에 배정한다던가, 병원 방문 시간을 오전과 오후로 나누어 배정하는 방식이다. 이런 경우 시험군과 대조군의 비교가능성이 저해될 수 있고, 연구자가 배정 규칙을 사전에 알게 됨으로써 눈가림 원칙에 어긋나 선택 비뚤림Selection Bias이 발생할 수 있다.[1]

무작위배정 방법은 단순Simple 무작위배정과 블록Block 무작위배정이 있는데 군 간 대상자 수를 일정하게 유지하기 위해 보통 블록 무작위배정을 주로 사용한다. 연구결과에 가장 큰 영향을 미칠 수 있는 예후인자의 군 간 균형을 위해 층화Stratified 무작위배정을 실시하면 비뚤림 발생을 최소화할 수 있다.[1]

임상시험은 전체 모집단을 대상으로 하는 것이 아니므로 비뚤림이 발생할 수밖에 없는데 비뚤림이란 시험약에 대한 약효의 추정치가 참값에서 벗어나게 하는 임상시험의 설계, 수행, 분석, 자료 해석과 관련된 모든 요소를 지칭한다.[5,6] 따라서 비뚤림을 최소화하기 위해 모든 노력을 기울여야 하는데 무작위배정과 눈가림Blinding이 비뚤림을 막을 수 있는 가장 중요한 임상시험 설계 기술이다.[5,6] 중재가 없는 관찰연구의 경우 원인 · 노출과 결과의 시간적인 방향만 고려하면 되지만 임상시험의 경우 군이 두 개 이상이면(예, 시험군과 대조군) 무작위배정부터 다음에 설명할 네 가지 사항을 모두 고려해야 한다.

### 5. Controlled vs Un-controlled

RCTRandomized C Trial는 임상연구의 골드 스탠다드인데 'C'의 약자를 'Clinical'로 알고 있는 경우가 의외로 많다. 물론 사람을 대상으로 한 연구이므로 'Clinical'이 틀린 용어는 아니지만 정확하게 말하면 'C'는 'Controlled'의 약자로 시험군과 비교하는 대조군Control 또는 비교군Comparator이 있다는 의미이다. 새로 개발하는 약물을 기존에 치료효과가 입증된 표준치료제와 비교하거나(활성대조군, Active-Controlled) 표준치료제가 없거나 평가 항목이 주관적이어서(예, 통증, 우울증) 위약 효과가 큰 경우 위약과 비교할 수 있다(위약대조군, Placebo-Controlled). 대조군은 대부분 동시Concurrent 대조군이나 항암제 2상 시험이나 희귀질환 임상시험에서는 대상자가 적고, 위약대조군은 윤리적인 이슈가 있으므로 과거Historical 대조군을 허용하기도 한다. 하지만 과거 대조군은 선택 비뚤림의 개입으로 연구 타당성이 떨어져 대체로 권장하지 않는다.[1] ICH E9은 대조군의 종류를 Placebo Control, No-Treatment Control, Dose-Response Control, Active Control, External (Historical) Control, Multiple Control 등 여섯 가지로 분류했고, 각각의 장단점을 언급했다.[7]

비대조군Un-Controlled 시험은 시험군만 있는 것으로 시험약의 치료효과가 충분히 크고large treatment effect, 위약 효과가 거의 없는 경우에만 적용할 수 있다.[8] 〈그림 2〉는 대조군을 포함한 기본적인 RCT 디자인이다. 시험군의 실제 치료효과는 (b－a)－(d－c)인데

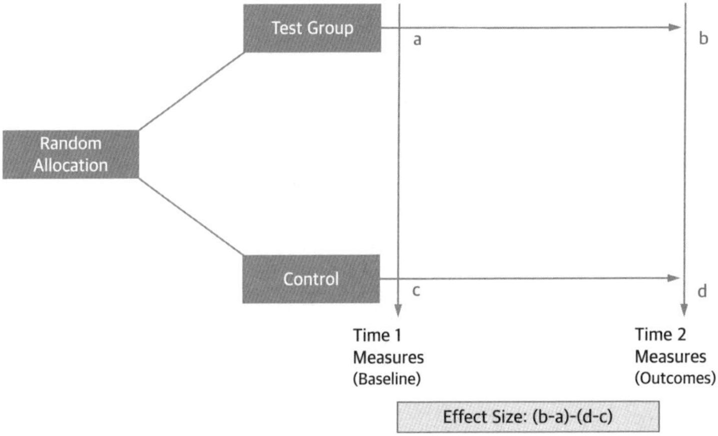


〈그림 2〉 Basic RCT Design

대조군이 없다면 b − a로 계산되어 실제 치료효과를 과장할 수 있으므로 반드시 대조군이 필요하다. 최근에는 다양한 외부 자료원으로부터 환자 코호트를 구축하고 통계적인 방법으로 보정한 'Synthetic Control'이란 개념이 등장했다.[9]

### 6. Blind vs Open

눈가림Blinding은 임상시험에서 비뚤림을 제거하기 위해 대상자에게 어떤 치료가 배정되는지 모르게 하는 중요한 기법이다. 단일Single 눈가림은 보통 연구대상자만 어떤 치료가 배정되는지 모르게 하고(예, 단일 눈가림 위약 도입기), 이중Double 눈가림은 시험자와 대상자 모두 치료 배정을 모르게 하는 임상시험의 표준 형태다.

이중 눈가림을 위해 시험약과 대조약은 모양, 크기, 색깔, 무게, 향 등 모든 성상이 동일해 구별할 수 없어야 한다. 하지만 이들을 동일하게 만들 수 없거나(실제 동일하게 만들기가 쉽지 않다) 아예 제형이 다른 경우(예, 시험약 경구제, 대조약 주사제) 시험약과 대조약 각각의 위약을 제조하여 이중 눈가림을 유지할 수 있다Double Dummy Technique(이중 위약). 이중 눈가림을 하더라도 치료효과의 군 간 차이가 확연한 경우 눈가림이 깨질 수 있어 시험자가 특정검사 결과치(예, CRP)를 모르게 하거나 별도로 유효성 평가자를 두기도 한다.

공개Open 시험은 시험자와 대상자 모두 어떤 군에 배정되는지 알게 되므로 대조군이 잘 정립된 표준치료이고, 주로 품목허가 목적이 아닌 4상 임상시험에 적용해 볼 수 있다. 공개시험으로 인한 비뚤림을 최소화하기 위해 눈가림 된 독립된 평가위원회Independent Review Committee가 결과변수를 객관적으로 평가하면Prospective, Randomized, Open, Blinded Endpoint: PROBE 눈가림과 비슷한 효과를 얻을 수 있다.[10]

### 7. Parallel vs Crossover vs Factorial

평행Parallel 디자인은 확증 임상시험에서 가장 흔한 형태로 시험 대상자는 한 군에 무작위배정되고, 각 군은 시험 종료 시까지 서로 다른 치료를 받는다. 교차Crossover 디자인 시 대상자는 두 개 이상 치료 순서Sequence에 무작위배정되고, 각 시기Period는 휴약기Wash-Out Period에 의해 구분된다. 교차 디자인의 가장 간단한 예가 생물학적동등성 시험으로(2×2 교차) 대상자는 시험군 또는 대조군에 무작위배정되고, 휴약기 후 서로 교차하여 이전 시험군은 대조군으로, 이전 대조군은 시험군에 해당하는 치료를 받게 된다. 교차 디자인은 대상자 수를 줄일 수 있는 장점이 있으나 이전 치료효과가 남아 다음 시기에 영향을 미치는 이월효과Carryover Effect가 나타나지 않도록 약물 반감기를 고려하여 충분한 휴약기를 가져야 한다. 요인Factorial 디자인은 2개 이상의 치료를 서로 다른 조합으로 동시에 평가하는 것으로 약물 간 상호작용Interaction을 고려해야 한다.[6] 고정용량복합제 개발을 위한 2상 시험에서 각 약물의 단일군

A1, A2, B1, B2과 병용군A1B1, A1B2, A2B1, A2B2을 비교하는 시험이 한 예이다.

### 8. Superiority vs Non-inferiority vs Equivalence

우월성Superiority 시험은 시험약의 효과가 대조약보다 우월함을 입증하는 것으로 고전적인 비교 형태다. 하지만 표준치료가 이미 잘 확립된 경우 신약이 효과 측면에서 우월성을 입증하기 어려우므로 비열등성Non-Inferiority 시험이 증가하고 있다. 개발사 측면에서는 효과는 비슷하더라도 안전성이나 편의성을 개선할 수 있다면 시장에서 충분히 매력적일 수 있다. 우월성시험에서는 통계적 유의성도 중요하지만 약효 크기Effect Size의 점추정치Point Estimate가 최소한 임상적 유의성보다 커야 한다. 비열등성시험은 비열등성 마진 설정이 중요한데 통계적 마진과 임상적으로 의미 있는 마진 중 최솟값으로 비열등성 마진을 설정해야 한다.[5]

약물의 동등성Equivalence 평가는 제제학적Pharmaceutical 동등성, 생물학적 동등성Bioequivalence, 임상적Clinical 동등성으로 구분할 수 있는데 제네릭 약물을 개발할 때는 최소한 생물학적 동등성을 입증해야 한다. 바이오시밀러를 개발할 때는 3상 시험을 통한 임상적 동등성도 입증해야 한다. 동등성은 실제 약물 간 노출이나 효과 차이가 임상적으로 받아들일 수 있는 동등성 마진 하한과 상한 사이에 있음을 입증해야 한다.[5]

정리하면 임상연구는 크게 중재가 있는 임상시험과 중재가 없는 관찰연구로 나눠지고, 관찰연구는 노출과 결과의 시간적 흐름에 따라 코호트연구, 환자-대조군 연구, 단면연구로 분류된다. 제약회사가 신약개발을 목적으로 1~3상 임상시험을 진행하고, 임상시험 결과를 규제기관에 제출하여 품목허가를 받는다. 허가 후에는 연구목적에 따라 4상 임상시험이나, 코호트연구나 단면연구 같은 관찰연구를 시행하기도 한다. 임상시험 설계의 표준은 'Randomized, Double-Blind, Controlled Trial'로 사전에 정해진 방법에 따라 무작위배정을 실시하고, 연구 동안 이중 눈가림을 잘 유지해야 하며, 적절한 대조군을 설정해 비교가능성을 높여야 한다.

Good Clinical Trial CollaborativeGCTC는 Good RCT의 토대가 되는 다섯 가지 원칙을 제공하기 위해 2022년 5월 'Guidance for Good RCTs'를 발표했다.[11] 다섯 가지 주요 원칙은 다음과 같으며 자세한 내용은 가이던스를 참고하도록 한다. 이런 원칙하에 RCT는 건강을 증진하기 위한 중재의 개발과 시행에 필요한 근거를 생성하는 데 핵심적인 역할을 할 것이다.[11]

1. Good RCTs are designed to produce scientifically sound answers to relevant questions.
2. Good RCTs respects the rights and well-being of participants.
3. Good RCTs are collaborative and transparent.

4. Good RCTs are designed to be feasible for their context.

5. Good RCTs manage quality effectively and efficiently.


**참고문헌**

1. 임상시험관련자를 위한 전문교재. 식약청
2. Designing Clinical Research. 4th Edition. Wolters Kluwer.
3. Grimes DA, et al. An Overview of Clinical Research. Lancet 2002;359:57-61.
4. Framework for FDA's real-world evidence program. FDA. Dec 2018
5. 강승호. 신약개발에 필요한 임상통계학. 자유아카데미. 2019
6. ICH. Statistical principles for clinical trials. ICH E9, 5 February 1998
7. Choice of control group and related issues in clinical trials. ICH E10. 20 July 2000
8. Moscicki RA, et al. Drug Development Challenges for Small Biopharmaceutical Companies. N Engl J Med 2017;376:469-74.
9. Thorlund K, et at. Synthetic and external controls in clinical trials - A primer for researchers. Clin Epidemiol. 2020;12:457-467.
10. Hansson L, et al. Prospective randomized open blinded end-point (PROBE) study. Blood Pressure. 1992;1(2):113-119.
11. Guidance for Good Randomized Clinical Trials. Good Clinical Trial Collaborative. May 2022

# 4. 임상시험의 수행: 의뢰자 관점

## 신약개발은 시간이 생명, 빠른 임상시험대상자 등록이 핵심

임상시험은 개발 단계에 따라 품목허가전 1, 2, 3상과 허가후 4상 시험으로 분류할 수 있고, 시험 목적에 따라 임상약리Clinical Pharmacology, 치료적 탐색Therapeutic Exploratory, 치료적 확증Therapeutic Confirmatory, 치료적 사용Therapeutic Use 시험으로 나눌 수 있다. 〈그림 1〉을 보면 단계별 분류와 목적별 분류가 대체로 일치하지만(검은색 원), 반드시 그런 것은 아니다.[1] 그림에서 원은 개별 임상시험을 나타내며 각 임상시험은 공통적으로 설계, 수행, 분석, 보고의 순서로 진행된다. 지난 챕터에서 '연구설계'에 대해 설명했고, 이번에는 '수행'에 대해, 즉 의뢰자Sponsor 관점, 시험자Investigator 관점 및 대상자Subject 관점에 관한 순서로 기술하겠다.

임상시험의 종류

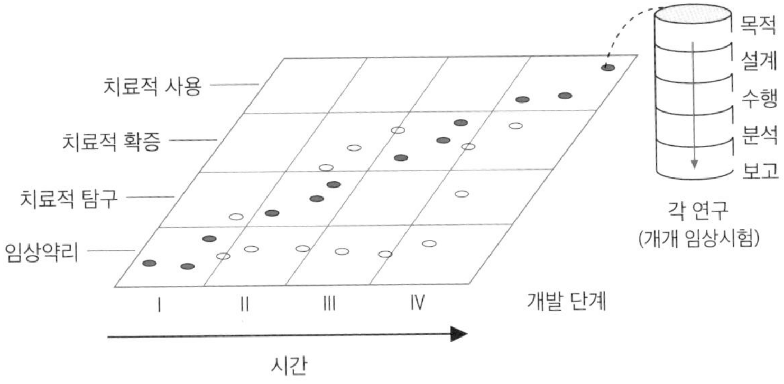


〈그림 1〉 임상시험의 개발 단계 및 목적에 따른 분류[1]

먼저 연구목적과 설계에 따라 구체적인 임상시험계획서, 증례기록서, 대상자 동의서, 통계분석 계획서 등 연구 문서를 준비해야 한다. 임상시험계획서Protocol는 임상시험의 배경이나 근거를 제공하기 위하여 임상시험의 목적, 연구방법론, 통계적 고려사항, 관련 조직 등을 기술한 문서로 임상시험 수행의 기준이 되므로 명확하고 상세히 기술돼야 한다.[2] 의약품 등의 안전에 관한 규칙 제24조(임상시험계획의 승인 등) 제2항에 임상시험계획서에 포함해야 할 사항을 1호부터 16호까지 명시했다.[3] 대상자 동의 과정에서 대상자에게 전달해야 하는 정보는 의약품 임상시험 관리기준KGCP 제7호(시험자) 아목(대상자의 동의) 10)에 가)부터 버)까지 자세하게 언급되어 있다[2](〈표 1〉 참고). 약사법 제34조(임상시험의 계획 승인 등) 제3항 제3호에 따라 임상시험대상자 모집 공고 시 임상시험의 명칭, 목적, 방법, 대상자 자격과 선정기준, 의뢰자와 책임자의 성명 · 주소 · 연락처 및 예측 가능한 부작용에 관한 사항을 알려야 한다.[4] 임상시험대상자 모집 공고를 하는 경우 대상자의 합리적인 참여 결정을 위해 필요한 정보를 이해하기 쉽고 정확하게 전달할 목적으로 식약처가 배포한 '임상시험대상자 모집 공고문 작성 기준'을 참고한다.[5]

의약품 개발을 위한 임상시험 의뢰자는 제약회사지만 실제 선정기준에 적합한 대상자를 등록하고, 필요한 데이터를 수집하는 것은 기관과 시험자 몫이다. 따라서 설계한 임상시험을 어느 기관에서, 어떤 시험자와 진행할지 결정하는 것은 매우 중요한데 이러한 선정 과정을 피저빌리티Feasibility라 한다. 계획서의 적응증 및 대상자 선정기준을 바탕으로 시험자가 보유한 해당 환자 수, 이전에 유사한 임상시험 참여 경험과 실적, 경쟁 임상시험 유무, 임상시험에 대한 관심 및 연구진 · 시설 · 공간 · 시간 확보 등이 중요한 평가 기준이 된다. 우리나라는 약사법 제34조(임상시험의 계획 승인 등) 제3항 제1호에 따라 식약처가 지정한 임상시험실시기관에서만 임상시험을 실시할 수 있고, 제34조의2(임상시험실시기관 등의 지정 등)에 따라 임상시험을 실시하려는 기관은 시설, 전문인력 및 기구를 갖추어 식약처장의 지정을 받아야 한다.[4] 2022년 7월 기준으로 전국에 207개 병원이 실시기관으로 지정돼 있다.[6] KGCP는 제7호 가목에 시험자의 자격요건을 명시했고, 의뢰자는 제8호 아목 1)에 따라 임상시험에 필요한 교육 및 경험을 갖고 있으며, 임상시험을 수행할

수 있는 시설 및 인력을 보유한 자를 시험책임자로 선정해야 한다.[2]

임상시험 문서들을 준비하고, 임상시험을 진행할 기관과 시험자를 선정했으면 약사법 제34조에 따라 식약처장에게 임상시험계획Investigational New Drug: IND 승인을 계획서별로 받아야 하고, 승인받은 사항을 변경하는 경우 변경 사항에 따라 변경승인 또는 변경보고가 필요하다.[4] 의약품 등의 안전에 관한 규칙 제24조 제1항에 임상시험계획의 승인을 받으려는 자가 제출해야 할 서류와 자료를 제1호(개발계획)부터 제10호(임상시험계획서)까지 언급했다.[3] 의뢰자가 임상시험계획 승인을 식약처장에게 받듯이, 시험책임자는 임상시험심사위원회에 관련 문서를 제출하여 심사 및 승인을 받아야 한다. 관련 문서는 의뢰자가 준비하여 시험책임자에게 전달하고, 시험자는 의뢰자와 심사위원회 사이의 가교 역할을 한다. 식약처와 심사위원회 승인을 받으면 의뢰자는 임상시험실시기관의 장과 문서로써 임상시험 계약을 체결한 후 임상시험을 시작할 수 있다.[2]

다기관 임상시험의 경우 의뢰자는 연구자 모임Investigator Meeting을 개최하여 임상시험계획서의 주요 내용과 전반적인 운영 계획을 설명한다. 연구자 모임을 통해 참석자들은 서로 알게 되며, 이후 시험기간 동안 서로 의사소통을 원활하게 할 수 있다.[7] 연구자에게는 네트워킹, 동기부여 및 교육의 기회가 되고, 의뢰자에게는 시험 전반에 대한 조언을 듣는 기회가 된다. 개시 모임Site Initiation Meeting

은 시험 시작 전에 각 실시기관에서 열리는데 시험계획서와 시험 진행 절차를 설명하여 시험 참여자(연구진)들이 시험 수행에 필요한 것들을 잘 이해하도록 하는 것이 목적이다.[7] 의뢰자가 기관에 임상시험용의약품 및 필요한 물품들을 공급하고, 개시 모임이 진행되면 시험자는 대상자 등록을 시작할 수 있다.

임상시험대상자를 찾고 등록하는 일은 임상시험 진행에 있어 가장 중요하고 비용이 많이 든다.[7] 신약개발은 시간이 생명인데 경쟁품보다 시장에 먼저 출시하고, 특허 기간을 최대한 확보하려면 임상시험 기간을 단축해야 하고, 결국 빠른 대상자 등록이 핵심이다. 경쟁 임상시험에 참여 중이지 않은 시험자를 선정하고, 목표 대상군을 고려하여 적절한(너무 엄격하지 않은) 포함·제외 기준을 설정하며, 연구진의 관심도를 유지하기 위해 정기적인 전화와 방문이 필요하다. 대상자 등록을 가속화하기 위해 병원 내 또는 신문이나 지하철에 모집 광고를 할 수 있으나 광고를 통해 모집된 대상자가 연구자 자신의 환자가 아닌 경우 순응도가 떨어질 수 있음을 고려해야 한다.

대상자가 등록되면 대상자가 계획서 위반 없이 최대한 임상시험을 완료하는 것이 중요하다.[7] 대상자 수 산출 시 중도탈락률을 고려하긴 하나 중도탈락 대상자가 예상보다 많아지면 분석 대상자 수가 적어져 통계적 검정력Power이 떨어진다. 의뢰자 측 모니터 요원은 대상자의 중도탈락 원인을 파악하고, 연구진과 대상자 유지 방안을 고민해야 한다. 대상자가 시험계획서에서 요구하는 대로 시험약을 복용하고, 시험 절차를 잘 따르는 순응도Compliance 또한 매우 중요하다. 순응도가 낮으면 시험약의 효과를 정확하게 평가하기 어렵고, 결과변수 값의 변동성Variability이 커지므로 임상시험 결과에 부정적인 영향을 미칠 수 있다. 일부 임상시험에서는 등록 전에 위약 투여기간을 두고Placebo Run-In Period 대상자의 순응도를 평가하여 순응도가 일정 기준 이상인 대상자들만 등록하기도 한다.[7]

마지막으로 KGCP 제8호 가목(임상시험의 품질보증 및 임상시험자료의 품질관리) 2)에 따르면 의뢰자는 임상시험자료의 신뢰성 및 정확성을 보장하기 위하여 자료 처리의 모든 단계에서 임상시험자료에 대한 품질관리를 실시하여야 한다.[2] 품질관리의 기본은 모니터링Monitoring으로 임상시험 모니터 요원Clinical Research Associate: CRA이 임상시험 진행 과정을 감독하고, 해당 임상시험이 계획서, 표준작업지침서 및 관련 규정에 따라 실시 · 기록되는지를 검토 · 확인하는 활동을 말하며 보통 근거자료확인Source Data Verification: SDV이라 한다. 다음 단계는 점검Audit으로 일상적인 모니터링이나 품질관리와는 별도로 해당 임상시험과 이해관계가 없는 자를 점검자Auditor로 선정하여 체계적이고 독립적으로 실시하는 조사를 말한다.[2] 의뢰자의 철저한 품질관리를 통해 KGCP 목적인 정확하고 신뢰할 수 있는 임상시험 자료와 결과를 얻을 수 있을 것이다.

| 임상시험계획서에 포함해야 할 사항[3] | 대상자에게 제공해야 할 정보[2] |
|---|---|
| 시험의 제목, 단계, 계획서 식별번호 및 제개정 이력 등 | 임상시험이 연구를 목적으로 수행된다는 사실 |
| 시험계획서 요약 | 임상시험의 목적 |
| 서론(배경, 이론적 근거, 유익성 · 위험성 평가 및 용량 설정 근거 등) | 임상시험용의약품에 관한 정보 및 시험군 또는 대조군에 무작위배정될 확률 |
| 시험의 목적 | 침습적 시술을 포함하여 임상시험에서 대상자가 받게 될 각종 검사나 절차 |
| 시험모집단(대상자 수, 선정 기준, 제외 기준 및 중도탈락 기준 등) | 대상자가 준수하여야 할 사항 |
| 시험 설계 내용(시험기간, 시험군 · 대조군, 배정, 눈가림 및 흐름도 등) | 임상시험을 시험적인 측면에서 검증할 필요가 있다는 사실 |
| 시험 종료 및 조기 중단 기준 | 대상자(임부를 대상으로 하는 경우에는 태아를 포함하며, 젖을 먹이는 여성을 대상으로 하는 경우에는 영유아를 포함한다)에게 미칠 것으로 예상되는 위험이나 불편 |
| 임상시험용의약품의 정보 및 관리(표시 및 포장, 투여경로, 투여방법, 보관조건, 출납관리, 회수 및 폐기 등) | 임상시험을 통하여 대상자에게 기대되는 이익이 있거나 대상자에게 기대되는 이익이 없을 경우에는 그 사실 |
| 시험의 방법 및 투약계획 등(투여 및 치료일정, 병용약물, 투여금지 약물 및 치료순응도 등) | 대상자가 선택할 수 있는 다른 치료방법이나 종류 및 그 치료방법의 잠재적 위험과 이익 |
| 시험 절차 및 평가(방문일정, 시험일정표, 유효성 · 안전성 평가변수와 평가 및 이상사례 보고 등) | 임상시험과 관련한 손상이 발생했을 경우 대상자에게 주어질 보상이나 치료방법 |
| 자료분석 및 통계학적 고려사항(분석군, 통계분석 방법, 판정 기준, 분석 시기 및 대상자 수 설정 근거 등) | 대상자가 임상시험에 참여함으로서 받게 될 금전적 보상이 있는 경우 예상 금액 및 이 금액이 임상시험 참여의 정도나 기간에 따라 조정될 것이라고 하는 것 |
| 자료관리(기록, 수집, 접근, 보호 및 보관 등) | 임상시험에 참여함으로서 대상자에게 예상되는 비용 |

| | |
|---|---|
| 윤리적 고려사항 및 행정적 절차(임상시험관리기준 및 동의절차 등 규정, 윤리준수, 대상자 안전보호 대책, 결과발표, 환자기록 비밀유지, 품질관리 및 신뢰성 보증 등) | 대상자의 임상시험 참여 여부 결정은 자발적이어야 하며, 대상자가 원래 받을 수 있는 이익에 대한 손실 없이 임상시험의 참여를 거부하거나 임상시험 도중 언제라도 참여를 포기할 수 있다는 사실 |
| 임상시험 의뢰자의 정보, 시험책임자 성명 및 직책 | 임상시험의 실시절차와 자료의 품질을 검증하기 위하여 대상자의 신상에 관한 비밀이 보호되는 범위에서 대상자의 의무기록을 열람할 수 있다는 사실과 대상자 또는 대상자의 대리인이 서명한 동의서에 의하여 이러한 자료의 열람이 허용된다는 사실 |
| 두 제제에 대한 동등성을 확인하기 위하여 실시하는 비교용출 시험방법(임상시험 중 생물학적 동등성시험을 실시하는 경우만 해당) | 대상자의 신상을 파악할 수 있는 기록은 비밀로 보호할 것이며, 임상시험의 결과가 출판될 경우 대상자의 신상은 비밀로 보호할 것이라는 사실 |
| 그 밖에 임상시험을 안전하게 과학적으로 실시하기 위하여 필요한 사항 | 대상자의 임상시험 계속 참여 여부에 영향을 줄 수 있는 새로운 정보를 취득하면 제때에 대상자 또는 대상자의 대리인에게 알릴 것이라는 사실 |
| | 임상시험과 대상자의 권익에 관하여 추가적인 정보가 필요한 경우 또는 임상시험과 관련된 손상이 발생한 경우에 연락해야 하는 사람 |
| | 임상시험 도중 대상자의 임상시험 참여가 중지되는 경우 및 그 사유 |
| | 대상자의 임상시험 예상 참여 기간 |
| | 임상시험에 참여하는 대략의 대상자 수 |

〈표 1〉 임상시험계획서와 시험대상자 설명문에 포함해야 할 사항

**참고문헌**


1. 임상시험의 일반적 고려사항 (ICH E6 번역본). 식약처. 2014년 11월.
2. 의약품 임상시험 관리기준. 2022. 12. 7
3. 의약품 등의 안전에 관한 규칙. 2023. 3. 8
4. 약사법. 2023. 4. 8
5. 임상시험대상자 모집 공고문 작성 기준. 식약처. 2021. 5. 26
6. 의약품등 임상시험실시기관 지정현황 공고. 식약처. 2022. 7. 19
7. 임상시험 관련자를 위한 기본교재. 식약청

# 5. 임상시험의 수행: 시험자 관점

## 대상자의 등록과 데이터 수집의 중요한 역할과 책임

제약회사가 전문의약품을 개발해도 처방은 의사가 하듯이, 제약회사가 의뢰자로서 임상시험을 기획·진행하지만 대상자 등록과 데이터 수집은 시험자가 하므로 시험자의 역할과 책임이 매우 중요하다. 의약품 임상시험 관리기준KGCP은 '시험자란 시험책임자, 시험담당자 및 임상시험조정자'를 말하며 특히, '시험책임자Principal Investigator: PI란 시험기관에서 임상시험의 수행에 대한 책임을 갖고 있는 사람'으로 정의했다.[1] 시험담당자Sub-Investigator는 "시험책임자의 위임 및 감독하에 임상시험과 관련된 업무를 담당하거나 필요한 사항을 결정하는 의사, 치과의사, 한의사 및 그 밖의 임상시험에 관여하는 사람"이다.[1] 시험담당자가 의사인 경우 보통 공동연구자로 부르고, 의사가 아닌 경우 임상시험 코디네이터Clinical Research Coordinator: CRC라 한다. 임상시험조정자Coordinating Investigator는 "다기관임상시험에 참여하는 시험자 사이의 의견을 조정할 권한과 의무를 갖는 사람"으로 시험책임자 중에서 선정한다.[1]

KGCP 제7호에서 시험자의 역할과 책임을 가목(시험자의 자격요건 등)부터 파목(임상시험 완료보고)까지 구체적으로 명시했다.[1] 먼저 가목 자격요건을 보면 시험자는 임상시험의 적정한 실시를 위하여 필요한 교육, 훈련 및 경험을 갖추어야 한다. 이는 헬싱키선언의 일반원칙 제12조 '인간 대상 의학연구는 적절한 윤리적, 과학적 교육과 훈련을 받은 자격이 있는 사람이 수행하여야 한다'와 일치한다.[2] 시험자 포함 모든 임상시험 종사자는 GCP 교육이 가장 기본이며 GCP 교육 이수 전에는 임상시험에 참여할 수 없다. 국가임상시험사업단에서 '임상연구자를 위한 GCP'를 발행했고, 사례를 기반으로 설명했으므로 GCP를 이해하는 데 도움이 된다.[3]

나목(임상시험 실시에 필요한 자원 확보)에 따라 시험책임자는 임상시험을 적절하고 안전하게 실시하기 위해 필요한 시험담당자와 장비 및 시설을 확보해야 한다.[1] 특히 시험책임자 혼자 임상시험을 진행할 수 없으므로 업무를 위임할 공동연구자와 코디네이터를 확보, 유지 및 그들의 지속적인 교육이 중요하다. 시험자가 임상시험 코디네이터를 자체적으로 확보하기 어려운 경우 임상시험실시 지원

기관Site Management Organization: SMO을 통해 경험과 지식을 갖춘 코디네이터를 배치할 수 있으나 한국 여건상 아직 활성화되지는 않았다. 시험자는 의뢰자가 기관·시험자 선정을 위해 피저빌리티를 진행할 때 해당 임상시험에 적합한 대상자 등록이 가능함을 과거 진료기록이나 임상시험 경험 등을 근거로 증명할 수 있어야 한다. 보통 시험자는 보유한 환자 수를 과대 평가하고, 임상시험대상자 등록을 쉽게 생각하는 경향이 있는데 대상자 선정기준과 임상시험의 복잡성 및 필요한 절차를 면밀히 살펴 보수적으로 접근하는 것이 필요하다.

심사위원회와 소통은 의뢰자가 아닌 시험책임자의 역할이다. 라목(심사위원회와 시험책임자의 정보 교환)을 보면 시험책임자는 임상시험을 실시하기 전에 임상시험계획서, 동의서 및 임상시험과 관련된 모든 문서에 대해 심사위원회 검토를 받아야 하며, 승인된 경우 심사통보서 내용을 의뢰자에게 제공해야 한다. 심사위원회에 제출하는 문서는 KGCP 제7호 라목3)에 가) 임상시험계획서부터 아) 시험책임자의 이력 및 경력까지 언급돼 있다.[1] 시험책임자는 임상시험 도중에도 임상시험계획서와 다르게 임상시험을 실시하거나 대상자에게 위험을 증가시키는 사항 또는 예상하지 못한 중대한 약물이상반응이 발생하거나 대상자의 안전성이나 임상시험 실시에 부정적인 영향을 미칠 수 있는 새로운 정보를 알게 되면 심사위원회에 신속히 보고해야 한다.[1]

임상시험용의약품은 말 그대로 '임상시험용'으로만 사용해야 하고, 적절하게 관리해야 한다. 연구자주도 임상시험의 경우 시험책임자가 직접 관리하는 경우도 있지만 보통 임상시험실시기관의 장이 지정한 관리약사가 임상시험용의약품을 관리한다. 바목(임상시험용의약품의 관리)에 따르면 임상시험용의약품은 시험책임자와 관리약사가 관리 책임을 지며, 관리약사는 임상시험용의약품의 인수, 재고 관리, 대상자별 투약, 반납 등의 업무를 수행하고, 관련 사항을 기록하며, 해당 사항을 주기적으로 시험책임자에게 알려야 한다.[1] 보통 임상시험용의약품이 임상약국에 입고되면 개시미팅을 진행하며, 임상약사도 개시미팅에 참석하여 임상시험용의약품의 특징과 전반적인 임상시험 진행을 이해하고, 임상시험약 코드를 잡아 시험자가 처방이 가능하도록 한다. 임상시험용의약품은 의뢰자가 지정한 조건과 관계 법령에 따라 보관해야 하므로 별도 공간을 확보해야 한다.

대상자의 권익보호와 자발적인 참여를 위해 임상시험 참여 전 동의 과정이 매우 중요하므로 아목(대상자의 동의)에서 시험자의 역할을 자세히 기술했다. 시험책임자는 심사위원회의 승인을 받은 서면 정보와 그 밖의 임상시험의 모든 측면에 대한 정보를 대상자에게 충분히 알려야 한다.[1] 이때 동의서 서식 및 임상시험과 관련된 정보는 대상자 또는 대상자의 대리인이 이해할 수 있는 쉬운 용어로 사용해야 한다. 시험책임자는 대상자가 임상시험의 세부 사항에 대한 질문에 성실하게 답변하고, 참여 여부 결정을 위해 충분한 시간과 기회를 줘야 한다. 임상시험 참여를 결정하면 대상자와 시험책임자는 동의서에 자필로 서명하고, 해당 날짜를 적어야 한다. 시험책임자는 동의서 사본 및 대상자에게 제공된 그 밖의 문서화된 정보의 사본을 대상자에게 주어야 한다.[1]

앞서 언급했듯이 시험자의 가장 큰 역할은 대상자의 등록과 데이터의 수집으로 데이터 수집을 위해 의뢰자가 제공한 증례기록서를 채워야 한다. 자목(기록 및 보고)에 따라 시험책임자는 증례보고서나 그 밖의 모든 보고서에 포함된 자료가 정확하고, 완결되며, 읽기 쉽고, 시기적절해야 한다. 이것을 데이터 무결성Data Integrity의 5원칙이라 하는데 Attiributable, Legible, Contemporaneous, Original, Accurate의 앞 글자를 따서 'ALCOA'라 한다. 증례기록서상의 자료는 근거문서Source Document와 일치하여야 하며, 일치하지 않는 내용에 대해서는 설명을 첨부해야 한다.[1] 의뢰자의 임상시험 모니터 요원이 기관 방문시 주요 업무가 증례기록서의 기록이 근거자료와 일치하는지 확인Source Data Verification: SDV하는 것이다.

마지막으로 시험책임자는 임상시험을 진행하면서 각종 보고 의무가 있다. 1년에 1회 이상 임상시험 진행상황을 심사위원회에 제출해야 하고, 대상자에 대한 위험이 증거하거나 임상시험 실시 여부에 중대한 영향을 미치는 변화 발생 시 의뢰자 및 심사위원회에 신속히 보고해야 한다(차목 진행상항 보고). 시험책임자는 모든 중대한 이상반응을 임상시험계획서에 정한 기간 내에 신속히 의뢰자에게 보고해야 한다(카목 임상시험의 안전성과 관련된 보고). 임상시험을 조기 종료 또는 중지하거나 완료한 경우 시험책임자는 의뢰자 또는 심사위원회에 알려야 한다(타목 임상시험의 조기종료 또는 중지, 파목 임상시험 완료보고)[1].

임상시험은 주로 대학병원에서 실시하므로 시험책임자인 대학병원 교수는 진료, 교육, 연구, 학회 활동 등 맡은 업무가 많다. 하지만 시험책임자로서 원활한 임상시험 수행을 위해 전문성, 경험, 및 충분한 시간을 확보해야 한다. 또한 시험담당자들에게 적절히 업무를 위임하고, KGCP에 명시된 역할과 책임을 준수해야 한다.


**참고문헌**

1. 의약품 임상시험 관리기준. 2022. 12. 7
2. 세계의사회 헬싱키선언: 인간 대상 의학연구 윤리 원칙. J Korean Med Assoc 2014;57(11);899-902.
3. 국가임상시험사업단. 임상연구자를 위한 GCP: 사례를 이용한 GCP 알기. 2013년 1월.

# 6. 임상시험의 수행: 대상자 관점

## 임상시험에서 대상자의 역할에 대한 중요성 증가

임상시험을 과학적이고, 윤리적으로 수행하기 위해서는 GCP에 따른 의뢰자, 시험자, 심사위원회의 역할이 핵심이기에 이전 챕터에서 의뢰자와 시험자의 역할과 책임을 자세히 설명했다. 임상시험에 참여하는 대상자의 헌신적인 참여 없이 임상시험을 진행할 수 없으므로 지금까지는 대상자의 안전, 권리, 복지를 보호해야 하는 대상으로 접근했으나 점점 대상자의 역할 자체가 중요해지고 있다. 임상시험관리기준은 임상시험대상자Trial Subject를 '임상시험용의약품을 투여받거나 대조군에 포함되어 임상시험에 참여하는 사람'으로 정의했으나 구체적 역할을 명시하지는 않았다.[1] 환자도 질병에 대한 정보를 적극적으로 수집하고 치료 결정과 과정에 참여하듯이 임상시험에 참여하는 대상자도 임상시험약을 제공받는 수동적인 역할에서 벗어나 임상시험 진행 과정에서 능동적인 주체로 진화하고 있어 별도로 설명한다.

임상시험대상자는 대부분 시험자가 진료하는 환자 중에 등록한다. 주치의로서 오랫동안 환자를 치료해오면서 해당 환자가 임상시험에 참여하는 위험보다 이득이 크다고 판단될 때 임상시험 참여를 권유한다. 환자는 주치의와 라포가 형성되어 있으므로 주치의의 권유를 믿고 임상시험에 참여하거나 가족이나 지인과 상의하여 참여를 고려한다Reactive. 이런 환자는 임상시험에 참여하는 동기부여가 낮은 상태이므로 시험자나 시험담당자들의 설명과 노력이 더 필요하고, 환자에게 임상시험 참여로 인한 치료 혜택을 정기적으로 알려줄 필요가 있다.

심혈관계 복합제 개발같이 임상시험이 활발한 치료 영역에서는 유사한 임상시험들이 동시에 진행되어 대상자 등록 경쟁이 심하고, 원내 환자만으로 등록이 어려워 지하철이나 일간지에 대상자 모집 광고를 하기도 한다. 환자는 광고를 통해 임상시험 참여를 고려하게 되는데Semi-Proactive 임상시험 참여를 통한 부수적인 혜택(진료비, 검사비, 교통비 지원 등)보다는 임상시험의 이득과 위험을 잘 고려하고, 해당 임상시험용의약품이 시판되어 사용하게 될 때 미래의 환자에게 기여한다는 사회적 책임 의식이 필요하다. 시험자는 광고를 통해 등록된 대상자가 간혹 임상시험에 중복 참여하거나 종료된지 얼마 안 된 경우가 있으므로 사전에 잘 스크리닝하고, 임상시험 도중 순응도도 잘 확인해야 한다.

희귀질환Orphan Disease 치료제나 항암제와 같이 의학적 미충족 요구Medical Unmet Needs가 큰 경우 환자가 직접 임상시험정보를 찾는다Proactive. 식약처(의약품 안전나라 – 임상시험 정보검색), 국가임상시험 지원재단(환자 중심 임상시험 포털 – 참여 가능한 임상시험 찾기), 대한항암요법연구회(임상연구 검색 – 임상연구 찾기) 또는 관련 질환 환우회 등을 통해 현재 진행 중인 임상시험 정보를 확인할 수 있다. 주치의가 해당 임상시험에 참여하고 있지 않을 수 있으므로 주치의의 양해를 얻어 직접 실시기관을 찾아가 임상시험에 참여할 수도 있다. 환자 중심 임상시험 포털에서 대상자의 권리, 임상시험 참여 시 확인 사항, 임상시험 참여 방법, 임상시험 참여 FAQ 등을 참고하기 바란다.[2]

대상자의 임상시험 참여를 위한 동의 취득 과정은 매우 중요하다. KGCP는 대상자동의Informed Consent란 "대상자가 시험 참여 유무를 결정하기 전에 시험대상자 설명서를 통해 임상시험과 관련된 모든 정보를 제공받고, 서명과 서명 날짜가 포함된 문서(동의서)를 통해 본인이 자발적으로 임상시험 참여를 확인하는 절차"로 정의했다.[1] 특히 'Informed'와 '자발적으로'란 단어가 중요한데 대상자는 시험자로부터 임상시험에 대한 충분한 설명을 듣고 임상시험 관련 정보를 받아 임상시험에 대해 잘 이해하고Informed, 외부의 강압적인 요소가 없는 자유로운 상태에서 임상시험 참여에 동의해야 한다(자발적으로).[3] 또한 대상자는 임상시험 참여를 결정하기에 앞서 가족이나, 친구, 주치의 등과 충분히 상의할 수 있고, 임상시험 진행 중에도 대상자가 원할 경우 언제라도 임상시험 참여를 중단할 수 있다.[3] 이것은 임상시험대상자의 가장 핵심적인 권리다. 의뢰자가 제공하는 대상자 설명서는 대상자가 임상시험 참여를 위해 반드시 확인해야 할 사항들을 일반인의 눈높이에 맞게 쉽게 기술했으므로 대상자는 충분한 시간을 갖고 읽어본 후 이해가 되지 않는 부분은 시험자에게 문의한다.

임상시험에 참여하면 대상자는 시험자의 안내에 따라 시험약을 복용하고, 안전성과 유효성 평가를 위해 정해진 일정에 기관을 방문해야 한다. 유효성 평가는 보통 실험실 검사, 방사선 검사, 시험자에 의한 평가가 중요하나 통증, 피로, 우울감같이 대상자가 직접 평가하는 경우도 있다. 최근 보건의료체계에서 환자의 인식과 관점이 중요해지면서 건강과 치료의 효과를 측정할 때 환자자기평가결과Patient Reported Outcomes: PRO를 중요한 평가변수로 포함하는 추세다.[4] PRO는 환자 개인의 건강 상태를 의료진 혹은 제3자의 개입이나 해석 없이 환자 스스로가 직접 보고한 결과로 설문지를 통한 대상자의 삶의 질 평가Quality of Life: QOL 같은 것이 대표적이다.[5]

PRO를 통해 대상자의 자기평가를 중요하게 간주함으로써 대상자에게 동기부여해 임상시험에 적극 참여하게 할 수 있다. 시험자는 대상자의 건강 상태를 보다 종합적으로 평가할 수 있고, 환자의 건강 상태를 미리 파악하므로 환자와의 효율적인 의사소통이 가능하다.[5]

임상시험약을 해당 질병이 있는 전체 모집단에 모두 투여할 수 없기에 임상시험에 참여한 대상자에게 제한적으로 투여해 시험약의 약효를 추정하는 것을 목적으로 한다. 일부 대상자를 통한 추정값과 전체 모집단의 참값과 차이를 줄이는 것이 임상시험의 핵심인데 지금까지는 이 노력을 의뢰자와 시험자가 해왔다. 사실 차이(비뚤림)를 최대한 줄이기 위해서는 대상자의 역할이 매우 중요하다. 대상자는 정해진 용법 · 용량에 따라 시험약을 투약하고, 일정에 맞게 기관을 방문해 정해진 방법에 따라 검사받고, 기타 시험자가 안내하는 임상시험 절차를 잘 따라야 한다. 그래야 시험약의 효과를 잘 반영하고, 결과변수의 변이(변동성)를 줄일 수 있으며, 실제 전체 집단의 참값에 가까워질 수 있다. 시험약이 전체 집단에서 원래 효과가 있는 경우 대상자의 순응도가 높아질수록 2종 오류(시험약이 원래 효과가 있는데 임상시험에서 효과가 없다는 결과가 나오는 경우)를 줄여 임상시험 성공률(파워)을 높일 수 있다.

환자 중심주의에 따라 임상시험 환경도 급격히 변화하고 있다.

의뢰자는 임상시험 설계 때부터 환자의 의견을 반영해 결과변수에 PRO를 포함하거나 임상시험 절차를 환자 편의적으로 조정한다. 대상자 설명문이나 대상자에게 전달하는 문서를 최대한 이해하기 쉽게 작성하고, 정기적으로 임상시험 진행 상황을 대상자와 공유한다. 임상시험 종료 후 연구결과를 공유하기도 하고, 결과를 논문으로 출판 시 Plain Language SummaryPLS를 통해 대상자나 일반인이 이해하기 쉬운 형태로 전달하기도 한다. 의뢰자, 시험자, 심사위원회, 및 대상자들이 공동 목표를 가지고, 서로 이해하고 협력해 나갈 때 임상시험 성공률을 높이고, 신약 접근성을 향상시킬 수 있을 것이다. 대상자들이 임상시험 참여를 고민할 때 식약처에서 발간한 〈임상시험 참여자 여러분! 임상시험 전에 꼭 확인하세요!〉를 읽어보면 도움이 된다.[6] 임상시험 참여 중에는 시험자나 심사위원회뿐만 아니라 각 기관의 임상시험 및 대상자 보호 프로그램 Human Research Protection Program: HRPP을 통해서도 도움을 받을 수 있다.

**참고문헌**

1. 의약품 임상시험 관리기준. 2019. 12. 6
2. 환자 중심 임상시험포털, https://www.findtrial.or.kr (2023. 05. 29)
3. 환자 중심 임상시험포털, 대상자의 권리. https://www.findtrial.or.kr/web/guide/participate.do (2023. 05. 29)
4. 장진희. 환자 중심의 치료결과 평가. HIRA_정책동향 8권 6호, 2014.
5. 환자자기평가결과 측정 및 활용하기. 식품의약품안전평가원
6. 임상시험 참여자 여러분, 임상시험 전에 꼭 확인하세요!, 식품의약품안전처

# 7. 연구자료의 통계분석

**통계분석계획으로부터 얻은 결과만
해당 임상시험결과로 인정**

전공의 시절 정기적으로 의국 콘퍼런스에서 최신 논문을 발표해야 했는데 연구 방법의 통계 부분은 그냥 두리뭉실 넘어갔다. 어떤 가정하에 시험대상자 수를 산출했으며, 어떻게 이름조차 생소한 통계 기법으로 결과를 분석한다는 것인지 이해를 못 하니 발표할 수가 없었다. 의학부 직원들도 가장 어려워하는 부분이 통계인데 어차피 프로그램을 돌려서 직접 통계분석을 할 게 아니므로 논문을 자주 읽으면서 기본적인 개념을 이해하면 된다. 책을 읽고 싶다면 강승호 교수의 《신약개발에 필요한 임상통계학》이 임상시험 통계분석을 쉽게 설명한 책이라 추천한다.

임상시험자료란 임상시험계획서에 따라 임상시험을 수행하는 동안 발생하는 모든 정보를 말한다.[1] 임상시험 자료관리Data Management는 연구결과 분석을 위한 질Quality 높은 자료를 효과적으로 생성하기 위해 자료관리계획을 세우는 단계부터 데이터베이스 구축 및 자료를 수집해 데이터베이스에 자료를 입력하고, 입력한 자료의 오류를 확인, 수정한 후 데이터베이스 잠금Data Base Lock: DBL까지의 과정이다.[2] 자료관리의 목적은 질 높은 자료를 제공해 통계분석과 보고서 작성 시 임상시험 결과의 신뢰성과 정확성을 높이기 위함이다.[2] 자료가 엉터리면 결과도 엉터리일 수밖에 없기 garbage in, garbage out 때문에 자료관리가 매우 중요하다. 이번 챕터는 자료관리가 잘 수행됐다는 가정하에 DBL 이후 통계분석에 대해 설명한다.

임상시험을 설계할 때 자료의 통계분석 방법은 시험계획서의 통계 부분을 사전에 명확히 기술해야 한다. 통계분석 방법은 시험계획서와 별도로 통계분석계획서Statistical Analysis Plan: SAP에 자세히 작성할 수도 있다.[3] 통계분석계획에는 분석 대상군의 정의, 결과변수에 대한 분석방법, 예상되는 분석상의 문제점을 해결하는 방법들이 포함된다.[1] 통계분석계획은 분석군에 대한 눈가림 상태에서 적절히 수정될 수 있으며, 늦어도 눈가림 해제 이전에 최종 결정되어야 한다.[1] 통계분석계획으로부터 얻은 결과만이 확증적 시험결과로 인정받을 수 있고, SAP에 기술되지 않은 것은 사후분석Post-Hoc

Analysis이므로 탐색적 결과일 뿐이다. 제3자가 통계분석을 수행하더라도 SAP대로 충실히 따라가면 결과자료 분석과 결과제시 및 결론 유도 과정이 계획 시 고안한 대로 이루어질 수 있도록 통일된 언어와 양식을 이용해 구체적으로 작성해야 한다.[2]

통계분석에 포함될 분석 대상군은 임상시험계획서에 정의되어야 하는데 시험계획서 위반의 다양한 형태, 중도탈락, 결측치 등을 고려해 비뚤림(편향)을 최소화하고, 제1종 오류를 증가시키지 않는 방향으로 분석군을 결정한다.[3] 배정된 대로 분석Intention-to-Treat: ITT 원칙은 무작위배정된 모든 대상자를 배정된 치료군에 근거해 분석에 포함시켜야 한다는 것이다(시험군에 배정됐으나 실제 대조군 치료를 받은 경우에도). 최초 무작위배정 상태를 그대로 유지하는 것은 비뚤림(편향) 발생을 최소화하고, 통계적으로 보수적인, 즉 두 치료군 사이에 치료효과 차이를 증명하기 어려운 방법이다.[1] ITT 원칙을 적용한 분석군을 보통 모든 분석 대상군Full Analysis Set: FAS 이라 하고, 우월성 검정에서 주 분석군이 된다.

이에 비해 계획서 순응 대상군Per Protocol Set: PPS은 무작위배정된 모든 대상자 중에서 시험계획서에 따라 임상시험을 완료한 FAS의 부분집합이다. 미리 정한 최소기간 이상 배정된 치료를 완료하고completion of a certain prespecified minimal exposure to the treatment regimen, 주 결과변수 측정치가 이용 가능하며availability of measurements of the primary variable, 선정기준을 포함해 시험계획서의 주요 기준을 위반하지 않은 경우로absence of any major protocol violations including the violation of entry criteria 정의된다.[1,3] PPS을 사용하면 새로운 치료가 더 유효하다고 검정할 가능성이 커지므로 보수적인 방법이 아니다. 따라서 우월성 검정에서는 PPS을 보조 분석군으로 사용하고, 비열등성 검정에서는 PPS가 시험에 따라 통계적으로 보수적일 수도(PPS을 주 분석군으로 설정), 그렇지 않을 수도(보조 분석군으로 설정) 있다. FAS vs PPS 어떤 군을 주 분석군으로 사용하든지 간에 가장 좋은 것은 두 분석군에서 일관된 결과가 나오는 것으로 보통 확증적 임상시험에서는 두 군을 모두 분석할 것을 권고한다.

분석군을 정리했으니 이제 결과변수를 분석해야 하는데 결과변수의 유형에 따라 요약 방법과 통계분석 방법(자료가 정규분포를 따른다고 가정하는 모수통계 위주로 설명한다)이 달라진다. 혈압, 혈당, 체중 등 연속형 변수Continuous Variable는 평균±표준편차 혹은 중앙값〔최솟값, 최댓값〕 등으로 요약할 수 있다. 연속형 변수에 대한 산포도를 그렸을 때 분포가 좌우대칭인 종 모양을 띠는 정규분포를 따른다면 평균±표준편차로 요약하고, 한쪽으로 치우친 분포를 따른다면 중앙값〔최솟값, 최댓값〕으로 제시하는 것이 적절하다.[1] 자료가 독립적인 두 집단(시험군 vs 대조군)의 측정치라면 독립표본 T-검정T-Test을 사용해 비교하고, 자료가 같은 대상자에서 측정된 중재(치료제)

전후 측정치의 비교라면 짝지은 표본 T-검정Paired T-Test을 사용해야 한다.[2] 3군 이상에서 연속형 변수의 비교는 분산분석Analysis of Variance: ANOVA을 사용한다.

반응·무반응, 정상·비정상, 만족도, 중증도 등 범주형 변수Categorical Variable는 비율(%)과 신뢰구간Confidence Interval: CI으로 요약할 수 있다.[1] 통상 95% 신뢰구간을 제시하는데 동일한 100번의 연구를 수행하는 경우 95번은 연구자가 추정하고자 하는 모수값을 신뢰구간 안에 포함할 수 있음을 의미한다.[2] 신뢰구간이 매우 넓다면 추정치가 정확하지 못한 정보를, 신뢰구간이 매우 좁다면 추정치가 매우 정확하며 유용한 정보를 얻을 수 있다.[2] 군 간 비교는 카이제곱검정Chi-Square Test을 대표적으로 사용한다.

항암제 임상시험에서 대상자가 시험에 등록한 시점부터 사망할 때까지 생존기간을 일차 결과변수로 설정하고 일정 기간 추적관찰한다면 이는 생존자료Survival Data가 된다.[1] 항암제 임상시험뿐만 아니라 다양한 Event-Driven Trial에서 어떤 사건(예, 심혈관계 사건이나 사망)이 발생하기까지 시간Time to Event을 분석하고자 한다면 생존분석Survival Analysis을 사용할 수 있다. 생존자료는 일반적으로 생존 중앙값(50% 환자가 생존하는 기간)과 중앙값에 대한 신뢰구간으로 제시될 수 있다.[1,2] 생존분포의 추정은 일반적으로 비모수적인 방법인 카플란-마이어Kaplan-Meier 분석을 이용하고, 추정된 생존분포의

비교는 로그순위 검정Log-Rank Test을 사용한다.[1]

생존자료가 보통 몇 개월로 표시되므로 연속형 변수라고 생각할 수 있으나 연속형 변수와 구분되는 가장 큰 특징은 불완전한 자료로서 중도절단Censoring이 발생한다는 것이다. 예를 들어 암 환자의 생존기간을 평가할 때 연구 기간만 관찰하므로 모든 환자가 사망할 때까지 추적관찰할 수 없다. 대상자가 시험 종료 시까지 계속 생존했다면 우리는 그 환자가 최소한 그 시간까지는 살아 있었음을 알 뿐이며 정확한 생존기간은 알 수 없다.[1] 또한 환자가 연구 도중 중도탈락해 추적관찰이 불가능한 경우도 마찬가지다. 따라서 불완전한 중도절단 자료의 특성을 고려해 카플란-마이어 분석으로 생존기간을 추정K-M Estimate하는 것이다.

마지막으로 교란변수를 보정하는 통계 방법을 설명한다. 임상시험 결과로 관찰된 치료효과가 중재(치료법)의 차이 때문인지, 군 간 기저 환자 특성Baseline Patient Characteristics의 차이 때문인지 알 수 없을 수 있는데 이런 교란 효과를 일으키는 변수를 교란변수Confounding Variable라 한다[2](무작위배정을 하면 군 간 환자 특성이 거의 비슷하지만 완전히 같을 수는 없다). 이런 교란변수를 보정·통제하기 위해 임상시험 설계 단계에서 층화Stratified 무작위배정을 사용할 수 있다. 또한 임상시험을 종료한 후 통계분석 단계에서는 결과변수의 형태에 따라 달라진다. 결과변수가 연속형 변수이면 공분산분석

Analysis of Covariance: ANCOVA, 범주형 변수인 경우에는 로지스틱 회귀분석Logistic Regression, 생존자료이면 콕스 비례모형Cox Regression이 주로 사용된다.[4] 다시 강조하지만 결과변수를 어떻게 요약 · 분석하고, 어떤 기저치 공변량Baseline Covariate을 어떻게 보정할지는 사전에 통계분석계획서에 명시해야 한다.

**참고문헌**


1. 임상시험 관련자를 위한 기본교재(시험자편). 식약청
2. 임상시험 관련자를 위한 전문교재. 식약청
3. ICH. Statistical principles for clinical trials. ICH E9, 5 February 1998
4. 강승호. 신약개발에 필요한 임상통계학: 임상시험 통계분석. 자유아카데미



감사의 글

본 챕터는 통계전문가 정승희 님과 정래선 님에게 검토와 교정을 받았습니다.

# 8. 연구결과의 해석

## 임상적으로 의미 있는 효과인지 어떻게 판단할까

의학부에 학술 업무로 지원하는 후보자 면접 시 공통으로 P-Value에 대한 질문을 한다. 의학논문 결과를 볼 때 P-Value를 확인하는 것은 기본인데 실제 명확한 개념(P-Value가 0.05 미만이면 왜 통계적으로 유의하다고 하는가? 통계적으로 유의하다는 의미는 무엇인가?)을 이해하는 후보자는 거의 없었다. 단편적인 사례이긴 하지만 논문을 읽고 이해하는 수준에서 더 나아가 비판적으로 해석할 수 있어야 하는데 'Scientific Literacy'는 부족한 상황이다. 우리가 스마트폰 같은 디지털 디바이스를 사용한다고 단순히 Digital Literacy가 있다고 얘기할 수 없는 것과 동일하다. 논문 결과에서 제시되는 통계값들이 갖는 의미에 대해 쉽게 설명해 보고자 한다.

약물이 사용될 전체 집단(모집단)에서 약물의 치료효과(모수·참값)를 확인하는 것은 불가능하므로 대표성 있는 일부 환자를 대상(표본)으로 임상시험을 실시하여 추정치Estimate를 얻는다. 임상시험을 언제, 누가, 어디서, 어떤 대상자에게, 어떻게 하느냐에 따라 추정치는 달라질 것이므로 약물 효과의 실제 참값과 임상시험을 통한 추정치는 정확하게 일치하기 어렵고, 차이가 생길 수밖에 없다. 따라서 'ICH E9 임상시험을 위한 통계원칙'은 비뚤림(편향)을 최소화하고 정밀도를 최대화하는 것을 기본 원칙으로 했다.[1] 비뚤림Bias이란 임상시험의 설계, 수행, 분석 및 결과 해석 과정에서 치료효과의 추정치를 참값에서 벗어나게 만드는 체계적인 경향성을 말한다.[1]

연구결과 해석 이전에 결과값을 나타내는 주요 지표를 먼저 설명한다. 어떤 집단에서 결과변수(사건) 발생 빈도를 비율로 표시하는데 비율에 두 가지 종류가 있다. 'Proportion'은 분자(사건이 발생한 환자)가 분모(사건이 발생할 위험이 있는 환자)에 포함되지만 분모에 정해진 시간적인 개념은 없다. 반면 동일한 비율이지만 분모에 시간적인 개념이 있으면 'Rate'로 표현한다. 남녀비같이 분자가 분모에 포함되지 않으면 비Ratio이다.[2] 예를 들어, 2023년 현재시점 고혈압 유병률Prevalence Rate은 시간적인 개념이 없는 'Proportion'이고, 2023년 1년간 새로이 진단받은 고혈압 발생률Incidence Rate은 정해진 시간적인 개념이 있는 'Rate'이다. 유병률은 실제 Proportion임에도 Rate로 표현하는 것은 잘못된 용어Misnomer지만 관행적으로 사용되고 있다. 전향적 연구에서 범주형 변수의 위험률 Risk: Cumulative Event Proportion 군 간 비교는 상대위험도Risk Ratio or Relative Risk: RR를 사용하고, 생존형 데이터의 위험률Hazard Rate 군 간 비교는 위험비Hazard Ratio: HR를 사용한다. 두 타이어가 동일한 도로를 달릴 때 펑크가 발생할 위험률 비교는 RR로 표현하지만 펑크가 발생하는 시간까지 고려하면 HR로 제시한다.

우위성Superiority 임상시험은 시험군과 대조군 간 결과변수에 대한 효과 차이가 통계적으로 유의한지 찾아내고자 한다. 따라서 결과 해석의 첫 번째 단계는 가설검정을 통해 통계적 유의성Statistical Significance을 평가하는 것이며, P-값(유의확률, P-Value)으로 나타낸다.[3] P-값의 P는 'Probability by Chance'의 약자로 전체 집단에서 치료군 간에 효과 차이가 실제로 없음에도 임상시험 데이터 분석을 통해 효과 차이가 있다고 '우연히 발견될 확률'이다. 쉽게 얘기하면 차이가 없는 데도 차이가 있다고 잘못 '위양성False Positive'으로 결론 내리는 것으로 제1종 오류Type I Error라 한다. 신약개발에서 효과가 없는 약을 효과가 있다고 잘못 판단하는 1종 오류는 매우 치명적이지만 임상시험 특성상 전체 환자를 대상으로 하지 않는 한 발생할 수 있는 오류이기도 하다.

임상연구에서 제1종 오류, 즉 유의수준Significance Level은 보통 5%까지 허용하며(단측검정 시 2.5%) P-값이 유의수준보다 작으면 통계적으로 유의하다고 판단한다. 즉, 통계적 유의성이란 연구결과가 우연에 의한 확률이 낮다는 것을 의미한다.[3] 논문에 유의성 검정 결과를 보고할 때 보통 P-값을 P〈0.05, P〈0.001과 같이 유의성 유무로 표시하는데 P-값의 정확한 수치(예, P=0.034)로 유의성 정도를 제시하는 것이 더 좋다.[1,3] P=0.034는 P〈0.05보다 더 많은 정보를 제공하기 때문이다. 주의할 점은 P-값은 단지 연구결과의 재현성에 대한 의미일 뿐, 실제 치료효과의 크기Effect Size와는 별개의 의미이므로 P-값이 작다고 치료효과가 더 좋은 것으로 해석해서는 안 된다. 같은 치료효과라도 대상자 수가 많아질수록 P-값은 작아지기 때문이다.

두 번째 단계로 군 간 치료효과의 차이가 없다는 귀무가설이 기각되면(P〈0.05) 치료효과 차이의 크기를 추정해야 한다.[3] 치료효과 차이의 크기 추정은 점추정Point Estimate와 구간추정이 있는데 점추정은 표본평균과 표본분산으로, 구간추정은 실제 크기의 범위를 신뢰구간Confidence Interval: CI으로 나타내는 것이다. 양군에서 치료효과의 평균값을 빼거나 위험률을 나눌 때 신뢰구간이 각각 0이나 1을 포함하지 않으면 군 간 평균이나 위험률 차이가 통계적으로 유의하다는 것과 같은 의미다. 대부분 95% 신뢰구간을 산출하며 동일한 시험을 100번 수행하는 경우 95번은 신뢰구간 안에 추정하고자 하는 참값을 포함할 수 있음을 의미한다.[3] 다시 말하면 100번 동일한 시험을 수행하면 95번은 신뢰구간 안에서 참값을 찾을 수 있다는 것이다. 신뢰구간은 연구결과의 정밀도를 반영하므로 신뢰구간이 넓을수록 추정치가 정확하지 못하므로 정밀도는 떨어진다.

세 번째 단계로 실제 관찰한 차이의 크기가 임상적으로도 의미가 있는지 평가해야 한다. 사실 대상자 수가 많아질수록 작은 차이도 통계적으로 유의할 수 있으므로 임상적 유의성Clinical Significance에 대한 고려가 필요하다. 통계적으로 유의한 차이가 임상적으로 유의한 차이를 의미하지는 않기 때문이다.[3] 예를 들면 고혈압치료제는 군 간 수축기혈압의 차이가 얼마 이상이어야 하는지, 진통효과를 비교할 때 군 간 통증 점수의 차이는 얼마 이상이어야 하는지 등 임상적으로 인정할 만한 효과의 크기인지 판단해야 한다. 통계적으로 유의한 차이를 보였다 하더라도 실제 환자들에게 임상적인 이득을 줄 정도는 아닐 수도 있다. 따라서 임상시험 결과를 해석할 때 통계적인 유의성뿐 아니라 임상적인 유의성 평가가 동시에 이루어져야 한다.[3]

위험도 감소 측면에서 최소치료 환자수Number Needed to Treat: NNT를 임상적 유의성 판단에 사용할 수 있다. NNT는 절대위험도 감소Absolute Risk Reduction: ARR의 역수인데 어떤 중요한 임상적 사건을 1명 예방하기 위해 몇 명의 환자에게 해당 약물의 투여가 필요한지 표시하는 수치다. NNT가 작을수록 약물의 치료효과가 크다는 것이므로 임상적으로 의미가 있다. 즉, 의사가 실제 환자에게 해당 치료를 적용해볼 수 있는 것이다.

지금까지 설명을 혈압조절 기준에 대한 중재효과를 평가한 SPRINT 시험 결과에 적용해 본다. SPRINT 시험은 심혈관계 사건이 발생할 위험이 높은 고혈압환자를 대상으로 수축기혈압을 120mmHg 이하로 조절하는 집중치료(시험군)와 140mmHg 이하로 조절하는 표준치료(대조군)에서 복합결과변수인 심혈관계 사건 발생률을 비교했다.[4] 다음 〈표 1〉을 보면 심혈관계 사건은 시험군 4,678명 중 243명에서 발생했고(5.2%, Cumulative Event Proportion), 대조군 4,683 중 319명에서 발생했다(6.8%). 추적관찰 중앙값은 3.3년이었고, 이를 연간 발생률로 환산하면(생존분석) 시험군과 대조군의 심혈관계 사건 발생률Hazard Rate은 각각 1.65% per year, 대조군은 2.19% per year로 시험군에서 Hazard Rate가 더 낮았다.

| | 집중치료 (N=4,678) | | 표준치료 (N=4,683) | | Hazard Ratio (95% CI) | P-값 |
|---|---|---|---|---|---|---|
| 심혈관계 사건발생률 | 환자수(%) | % per year | 환자수(%) | % per year | 0.75 | <0.001 |
| | 243 (5.2) | 1.65 | 319 (6.8) | 2.19 | (0.64-0.89) | |

〈표 1〉 SPRINT 시험의 1차 유효성평가 결과[4]

- 결과 해석을 위한 첫 번째 단계(통계적 유의성): 유의수준은 5% 기준으로 설정했고, P-값은 0.001 미만이므로 시험군과 대조군 간 심혈관계 사건 발생률 차이가 통계적으로 유의하다. 해당 결과가 우연에 의한 차이일 확률은 0.1% 미만으로 신뢰할 만하다.

- 두 번째 단계(발생률 차이의 크기): 두 군 간 Hazard Rate의 비 Ratio인 Hazard Ratio는 0.75(1.65/2.19)이고 95% 신뢰구간은 0.64-0.89다. 집중치료는 표준치료보다 심혈관계 사건 발생률을 25% 감소시키며 95% 신뢰구간이 1을 포함하지 않았으므로 통계적으로 유의하다. 〈표 1〉에 나와 있지는 않지만 Risk Proportion의 Ratio인 Relative Risk도 0.76(5.2/6.8)으로 HR 0.75와 유사하다.
- 세 번째 단계(임상적 유의성): 절대위험도 감소는 0.54%(2.19%-1.65%=0.54%=0.0054)이므로 NNT는 185명이다. 이는 심혈관계 사건 1명을 예방하기 위해 185명의 위험 환자에게 1년간 집중치료가 필요하다고 해석한다. 심혈관계 위험이 있는 환자에게 해당 중재를 실제 임상에 적용할지는 NNT 185, 집중치료로 인한 부작용 증가, 약물 치료비 증가, 사건의 심각도, 환자의 의지 · 순응도 등을 고려해 주치의가 판단해야 한다.

**참고문헌**

1. ICH. Statistical principles for clinical trials. ICH E9, 1998
2. Grimes DA, et al. An Overview of Clinical Research. Lancet 2002;359:57-61.
3. 임상시험 관련자를 위한 전문교재. 식약처
4. The SPRINT Research Group. A Randomized Trial of Intensive versus Standard Blood-Pressure Control. N Engl J Med 2015;373:2103-2116.

감사의 글
본 챕터는 통계전문가 정승희 님, 정래선 님, 김영도 님에게 검토와 교정을 받았습니다.

# 9. 재심사, 시판후조사(PMS)

## 의약품 안전성·유효성 재심사해 허가사항에 반영

시판후조사Post-Marketing Surveillance: PMS를 오래전부터 시행해 오면서 한국에서 시판하는 신약의 안전성과 유효성을 검증하는 역할을 했다. 하지만 PMS를 판촉 목적으로 활용하거나 수집하는 자료의 신뢰성 이슈, 조사기관 · 조사자의 낮은 관심으로 환자 등록의 어려움 등 PMS를 진행하는 과정에서 여러 문제가 발생하기도 했다. 나도 전임의 시절 PMS에 자료를 입력했는데 결측치가 많던 기억이 난다. 지금은 규제기관(식약처), 연구자(조사자), 품목허가권자(제약회사), 임상연구수탁기관 공동의 노력으로 PMS 규정이 현실적으로 개정되고, 연구의 전반적인 질과 자료의 신뢰성이 높아졌다. 앞으로 재심사 제도가 위해성관리계획에 통합됨에 따라 PMS라는 이름은 없어지겠지만 유사한 조사가 약물감시활동의 일환으로 진행될 것이므로 PMS를 잘 이해할 필요가 있다.

PMS와 관련된 대표적인 용어로 재심사, 시판후조사와 사용성적조사가 있는데 일단 그 용어부터 정확히 정의한다. '재심사Re-Examination'란 신약이나 신약에 준하는 전문의약품에 대해 최초 허가일로부터 재심사 기간 이내에 허가 과정에서 나타나지 않던 이상사례 등을 조사 · 확인하여 안전성 · 유효성을 다시 평가하는 제도다.[1] '시판후조사PMS'란 품목허가를 받은 자가 재심사 대상 의약품의 안전성 · 유효성에 관한 사항과 적정한 사용을 위해 필요한 정보를 수집, 검토, 확인 또는 검증하기 위해 실시하는 사용성적조사, 특별조사, 시판 후 임상시험 등 재심사 기간 중 실시하는 조사를 말한다.[1,2]

'사용성적조사Use Result Surveillance'란 시판후조사 중 재심사 신청에 필요한 의약품 사용성적에 관한 자료의 작성을 위해 조사대상자의 조건을 정하지 않고 일상 진료하에서 의약품의 안전성 · 유효성에 관한 사항 등을 파악하기 위한 조사를 말한다.[1,2]

간단히 정리하면 '재심사'는 신약의 안전성 · 유효성 평가를 위한 제도이고, '시판후조사'는 이 제도에 따라 재심사를 받기 위해 재심사 기간에 실시하는 조사(연구)이고, '사용성적조사'는 시판후조사의 가장 대표적인 연구방법이다. 재심사는 신약 등의 품목허가 시

허가조건이므로 시판후조사는 제약회사의 의무이고, 제약회사는 재심사 기간에 시판후조사를 시행해 재심사를 통과해야 품목허가를 유지할 수 있다. 정당한 사유 없이 시판후조사를 시행하지 않을 경우 품목허가가 취소될 수 있으므로 매우 중요한 사안이다.

'신약 등의 재심사 기준'이 1995년 제정됨에 따라 재심사 제도가 시행됐으니 그 역사가 오래됐다(참고, 임상시험을 위한 '의약품 임상시험 관리기준'도 1995년 시행됐다). '신약 등의 재심사 업무 가이드라인'에 본 제도의 배경과 목적이 다음과 같이 잘 설명돼 있다. 시판 전 임상시험은 관찰 기간이 제한되고, 관찰대상자 수가 한정되며, 엄격한 대상자 선정기준을 적용하므로 그 결과를 모든 환자에게 적용하기 어렵다. 시판 후 다양한 많은 환자가 장기간에 걸쳐 복용할 때 임상시험에서 발견되지 않았던 심각한 이상사례가 발생할 가능성이 높아진다. 따라서 시판 중인 신약 등의 안전성·유효성에 대해 광범위한 환자를 대상으로 사용 초기의 약물 사용 양상을 일정 기간 관찰하여 의약품 개발 및 허가과정에서 나타나지 않던 새로운 이상사례 및 그 발생 상황, 안전성·유효성에 미치는 요인 등을 재심사하여 허가사항에 반영하는 것을 목적으로 한다.[1]

이런 배경과 목적하에 약사법 제32조(신약 등의 재심사) 제1항은 품목허가를 받은 의약품 중 신약 등에 해당하는 의약품은 그 품목허가를 받은 날부터 품목에 따라 4년에서 6년이 지난 후 3개월 이내에 식약처의 재심사를 받아야 한다고 법제화했다.[3] 이에 따라 의약품 등의 안전에 규칙 제23조(신약 등의 재심사 신청 등) 제1항은 재심사를 받으려는 자는 의약품 재심사 신청서에 정기보고 결과자료 및 이를 종합적으로 분석 · 평가한 자료를 첨부하여 식약처에 제출하라고 규정했다.[4] 식약처는 재심사 신청서를 검토하여 재심사 결과통지서를 발급하고 재심사 결과 효능 · 효과, 용법 · 용량, 사용상의 주의사항 또는 의약품 분류 등 허가사항의 변경이 필요한 경우에는 그 내용을 명시한다.[2,4]

재심사 기간과 재심사대상 의약품은 의약품 등 안전에 관한 규칙 제22조(신약 등의 재심사대상 등)에 명시했다. 제1항은 신약, 이미 허가된 의약품과 유효성분의 종류 또는 배합비율이 다른 전문의약품과 유효성분은 동일하나 투여경로가 다른 전문의약품의 재심사 기간은 품목허가일로부터 6년으로 규정했다. 이미 허가된 의약품과 유효성분 및 투여경로는 동일하나 명백하게 다른 효능 · 효과를 추가한 전문의약품은 4년으로 규정했다.[4] 제3항은 재심사 면제 대상으로 인체에 직접 적용하지 않는 살충제, 희귀의약품, 신규성이 없거나 안전성 · 유효성이 충분히 확보된 의약품, 조사대상자 수가 너무 적어 재심사 요건을 충족하기 어려운 의약품으로 설정했다.[4]

'신약 등의 재심사 기준'은 재심사 대상 품목의 조사대상자의 수, 재심사 자료의 요건 및 조사 자료의 작성방법 등에 관한 사항을 정하여 재심사 업무에 적정을 기함을 목적으로 식약처가 고시했다.[2] '신약 등의 재심사 업무 가이드라인'은 재심사 관련 규정의 최신사항을 반영하고, 재심사 업무 절차 및 제출자료 등에 필요한 사항을 권고사항과 예시로 명확히 제시하여 업무의 효율성을 높이고자 2011년 제정됐다.[1] 재심사 규정과 시판후조사와 관련된 허가팀, 임상팀, 약물감시팀 담당자와 안전관리책임자는 재심사 기준과 업무 가이드라인을 잘 숙지해야 한다. 재심사 규정과 관련된 법령 체계는 〈그림 1〉을 참고한다.

재심사 기준 제6조(조사계획서 등) 제1항에 따라 품목허가를 받고 시판후조사를 실시하고자 하는 자는 시판후조사계획서를 시판 1개월 전까지 식약처에 제출하고 조사계획서에 따라 시판후조사를 실

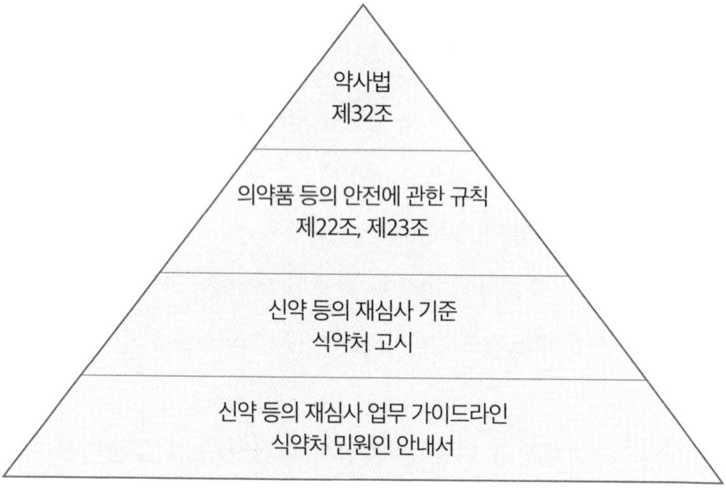


〈그림 1〉 재심사 규정과 관련된 법령 체계 (민원인 안내서는 법적 효력은 없음)

시해야 한다.[2] 다국적 제약사의 경우 품목허가 이후 제조원으로부터 약물 수입 및 병원 리스팅 등 실제 시판까지 시간이 소요되므로 조사계획서를 준비할 여유가 있다. 하지만 2015년 7월, 신약과 희귀의약품부터 위해성관리계획Risk Management Plan: RMP이 도입된 뒤 제약회사는 품목허가 신청 시 해당 의약품의 부작용 및 위해 요인을 최소화하기 위해 RMP를 제출해야 한다.[5] 제약회사는 RMP의 '추가적인 의약품 감시계획Additional Pharmacovigilance Plan'으로 보통 시판후조사를 선택하므로 RMP에 시판후조사에 대한 개요Synopsis를 기재해야 한다. 따라서 다국적 제약사는 허가자료를 준비할 때부터 미리 본사와 논의하여 시판후조사 계획을 승인받고, 품목허가 신청 시 해당 계획을 RMP에 포함해야 하므로 준비 일정이 빨라졌다. 적합한 시판후조사계획서가 위해성관리계획에 포함됐다면 시판전에 별도의 조사계획서를 제출하지 않아도 된다.[2]

2020년 12월 재심사 기준을 개정하면서 두 가지 중요한 변경이 있다. 시판후조사 중 특별조사의 일환으로 시판 후 데이터베이스연구가 추가됐고, 시판후조사계획서 중 고정 증례 수(신약 3000명, 기타 신약 및 자료제출의약품 600명) 항목을 삭제했다.[2] 특별조사의 하나로 언급된 '시판 후 데이터베이스연구Database Study'는 의료정보 데이터베이스를 이용하여 의약품의 이상사례에 대한 질병 종류별 발현 상황과 품질, 유효성 및 안전성 등에 관한 정보의 검출·확인을 목적으로 수행하는 연구를 말한다.[1] 의료정보 데이터베이스에는 일정 기간 수집된 환자의 의무기록, 건강보험 청구자료, 환자등록체계 및 기타 환자 건강 상태에 대한 데이터 등을 체계적으로 전산화한 것을 포함한다.[1] 이에 의료정보 데이터베이스를 활용한 조사의 실무를 위한 구체적인 지침의 필요성이 대두되어 식약처는 '의료정보 데이터베이스 연구에 대한 가이드라인'을 2021년 6월 제정해 데이터베이스를 활용한 적절한 약물역학 연구 실시를 위해 참고할 수 있도록 했다.[6] 고전적인 사용성적조사에서 벗어나 빅데이터 등 다양한 방법으로 안전성정보를 수집 및 활용하여 약물감시의 질적 향상을 기대한다.

조사대상자 수는 일률적으로 산정하지 않고, 해당 의약품의 적응증 등 특성을 고려해 품목별로 산출하여 결정하는 것으로 변경했다[2](재심사 기준 제6조 제3항). 3000명 또는 600명이 아닌 경우 제약회사는 조사대상자 수 산출에 필요한 객관적이고 타당한 근거자료를 제출해야 한다[2](제6조 제4항). 근거자료로 해당 적응증의 국내 유병률, 실제 환자 수, 해당·유사 품목의 처방건수 또는 급여청구액, 안전성 중점 검토 항목에 해당하는 약물이상반응 및 발생률 등을 제출할 수 있다.[1] 조사대상자 수 산출 예시는 재심사 업무 가이드라인에 자세히 제시됐으니 참고한다. 재심사 기간 중 조사대상자 수의 조정이 필요한 경우 품목허가일로부터 재심사 기간 만료일까지 최소 1/2이 경과된 후이고 재심사 만료일까지 최소 1년 남은 시점까지 조정을 신청할 수 있다.[1] 의약품의 특성, 해당 적응증의 환자 수, 등록 가능성 등을 고려해 조사대상자 수를 결정할 수 있다면 제약회사의 부담도 덜고, 추후 대상자 수 조정도 피해 시판후조사의 합리성과 효율성을 높일 수 있을 것이다.

2015년부터 의약품의 전주기 안전관리를 위해 위해성관리계획 RMP이 도입됐는데 RMP 품목의 78%가 재심사 대상으로도 지정되어 자료의 중복 제출에 대한 개선과 체계적인 의약품 시판 후 안전관리 필요성이 제기됐다. 이에 따라 식약처는 재심사 제도를 2022년까지 폐지하고(2023년부터 재심사 신규 지정 중단), RMP로 통합 운영하는 '의약품 시판 후 안전관리 제도 개선 방안'을 마련했다.[7] 개선 방안은 다음 〈그림 2〉와 같이 단계적으로 추진되며, 1단계(~2020년)는 RMP와 재심사의 중복 자료 제출을 해소하고, 2단계(~2021년)는 RMP의 효율성을 강화하고, 3단계(~2022년)는 재심사 제도를 폐지하고 시판 후 안전관리를 RMP로 일원화하는 것이다.[7] 특히 재심사 제도는 제네릭 의약품의 진입을 막는 자료보호와도 관

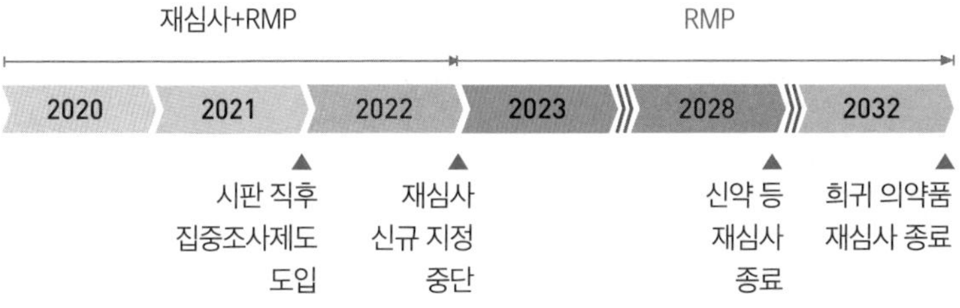


〈그림 2〉 의약품 시판 후 안전관리 제도 개선 방안[7]

련되므로 2022년까지 재심사 폐지와 함께 별도의 자료보호 제도를 신설할 계획이었다. 2023년 6월 현재 단계별 계획이 지연되면서 재심사 제도가 2024년에나 RMP로 통합될 것으로 예상된다.

다국적 제약사는 시판후조사를 준비할 때마다 본사에 재심사 제도를 설명하고, 건건이 시판후조사 계획과 예산을 승인받아야 한다. 신약 품목허가 시 한국에 특이적인 시판후조사를 승인받기 위해 본사 설득이 어려웠는데 재심사 제도가 RMP로 일원화되면 제약회사는 RMP에 집중할 수 있고, 의약품 시판 후 안전관리 체계의 국제조화를 통해 본사와 업무 협조도 수월해질 것으로 기대한다. 재심사 제도 폐지로 시판후조사 의무가 없어지면 RMP의 추가적인 의약품 감시활동도 의약품의 특성과 안전성을 고려해 선택적으로 설정할 수 있도록 전향적 접근이 필요하다.


**참고문헌**

1. 신약 등의 재심사 업무 가이드라인. 식약처 민원인 안내서. 2021. 11
2. 신약 등의 재심사 기준. 식약처 고시 2023. 3. 28
3. 약사법. 2023. 4. 8
4. 의약품 등의 안전에 관한 규칙. 2023. 3. 8
5. 의약품의 위해성관리계획 가이드라인. 식약처 민원인 안내서. 2023. 3
6. 의료정보 데이터베이스 연구에 대한 가이드라인. 식약처 민원인 안내서. 2021. 6
7. 의약품 시판 후 안전관리, '위해성관리계획'으로 일원화. 식약처 보도자료. 2020. 7. 16

# 10. 임상시험용의약품의 치료목적 사용승인

### 신약이 절실한 환자들의 마지막 희망

임상시험을 위해 제조되거나 제조되어 수입된 의약품인 임상시험용의약품(이하 임상약)은 임상시험대상자에게 투여되는 시험약과 대조약을 말하는데[1] 보통 안전성과 유효성이 입증되지 않은 시험약을 말한다. 허가 전인 시험약은 일반 환자에게 투여할 수 없는데 특별한 경우 사례별로 식약처 승인 후 치료목적으로 사용할 수 있다. 임상연구 편 마지막 챕터로 임상약을 임상시험이 아닌 다른 목적으로 사용할 수 있는 '임상시험용의약품의 치료목적 사용'에 대해 설명한다.

신약이 비임상 및 임상시험을 통해 안전성과 유효성을 확인하고 규제당국의 심사를 거쳐 시판허가를 받는 데 보통 10년 이상이 소요된다. 생명을 위협하는 질환을 가진 환자가 현재 다른 치료수단이 없을 때 긴 시판허가 과정을 기다리기는 어려우므로 그 전에 새로운 치료기회를 제공하는 것은 인도주의적 차원에서 필요하다.[2] 개발 중인 신약의 임상시험에 참여할 수도 있으나 임상시험은 시험대상자 등록 기간이 정해져 있고, 선정기준이 까다로워 참여 기회가 제한된다. 또한 해당 임상시험이 모든 나라에서 진행되는 것도 아니다. 따라서 임상약을 이런 환자에게 임상시험 목적이 아닌 치료목적으로 제공하는 동정적 사용 제도는 미국Expanded Access Program과 유럽Compassionate Use에서 시작됐고, 우리나라는 2013년 약사법에 포함됐다.

약사법 제34조(임상시험의 계획 승인 등) 제4항을 보면 "임상시험을 위한 의약품 등은 임상시험이 아닌 다른 용도에 사용해서는 안 된다. 다만, 다음 각 호에 해당하여 식약처 승인을 받은 경우 해당 의약품들을 임상시험이 아닌 다른 용도에 사용할 수 있다"고 예외를 두었다.[3]

- 말기암 또는 후천성면역결핍증 등 생명을 위협하는 중대한 질환을 가진 환자
- 생명이 위급하거나 대체 치료수단이 없는 응급환자
- 해당 의약품을 사람을 대상으로 하지 않는 연구 또는 분석의 목

적으로 사용하는 경우

의약품 등 안전에 관한 규칙 제28조(임상시험용의약품의 치료목적 사용승인 신청 등) 제1항은 위 '응급환자'를 심각하거나 긴박하게 생명이 위태로운 환자이거나 치료 시기를 놓치면 치료효과를 기대하기 어려운 상황으로서 대체 치료수단이 없는 환자로 정의했다.[4]

임상약을 환자의 치료목적으로 사용하기 위해서는 식약처에 신청서를 제출하여 사용승인을 받아야 하는데 신청하는 주체와 대상 환자의 인원 규모에 따라 신청서에 첨부하는 서류가 다르다. 개인별 환자를 대상으로 치료목적 사용승인을 신청하는 전문의는 의약품 안전규칙 제28조 제3항에 따라 다음의 서류 또는 자료를 첨부하여 식약처에 제출해야 한다.[4]

- 신청인이 전문의로서 해당 질환에 대하여 전문적 지식과 경험을 갖추고 있음을 증명하는 서류.
- 대상 환자의 진료기록
- 대상 환자가 생명을 위협하는 중대한 질환을 가진 환자 또는 응급환자에 해당한다는 내용과 임상약 사용으로 환자에게 위험보다는 이익이 될 수 있다는 의학적 소견에 대한 자료
- 환자동의서 서식
- 사용하려는 임상약에 대한 제공자의 제공의향서

식약처는 2021년 5월 '임상약 치료목적 사용승인 신청서류 간소화' 안내를 통해 코로나19 환자나 말기암 환자 등 대체 치료수단이 없는 응급환자 등에게 적시에 치료기회를 제공하기 위해 〈그림 1〉과 같이 제출 서류를 간소화했다.[5] 이는 앞서 언급한 바와 같이 의약품 안전규칙에 반영되어 개인별 치료목적 사용승인 신청 시 진단서는 면제하고 동의서는 서명 없이 동의서 서식만 제출하도록 하여 서류 준비로 치료가 지연되는 일이 없도록 했다.

| 시행 전 | 시행 후 |
|---|---|
| ① 전문의 자격증 | ① 전문의 자격증 |
| ② 환자 진료기록 및 의학적 소견서 | ② 환자 진료기록 및 의학적 소견서 |
| ③ **진단서** | ③ **삭제** |
| ④ **환자동의서(서명 포함)** | ④ **환자동의서 서식** |
| ⑤ 개발자의 임상약 제공의향서 | ⑤ 개발자의 임상약 제공의향서 |

● **소견서에 상세 진료기록**(영상학적 소견, 검사기록, 사용약물[표준치료 적용 이력 등] 환자의 질병경과 등) 포함되어 있는 경우 의료기관에서 발행한 의무기록 제출 불필요

〈그림 1〉 개인별 치료목적 사용승인 신청 제출 서류[5]

2명 이상의 환자를 위하여 치료목적 사용승인을 신청하려는 자는 의약품 안전규칙 제28조 제4항에 따라 다음의 서류 또는 자료를 제출해야 한다.[4]

• 사용계획서: 임상약 사용목적과 사유, 안전성·유효성 관련 자료 수집 방법, 환자 선정기준, 최신 임상시험자 자료집 또는 이

에 상응하는 안전성 · 유효성 관련 자료, 환자동의서 서식 등

- 임상약이 치료의 목적이 된 질환에 대해 임상적 효과가 있음을 입증할 수 있는 자료

2명 이상의 환자를 치료할 목적으로 치료목적 사용승인을 받은 자는 임상약을 임상시험실시기관에 제공할 수 있으며, 이 경우 실시기관에 제공된 임상약을 사용하려는 자는 해당 기관의 임상시험심사위원회의 승인과 환자 동의를 받아야 한다.[4]

치료목적 사용승인을 받고 임상약을 환자에게 사용한 자는 그 사용을 마친 후 해당 환자에게 발생한 이상사례, 효과 및 안전성에 대한 추적 결과 등 수집된 정보를 임상약을 제공한 자에게 제출해야 한다.[4] 임상약을 제공한 자는 임상약 제공 기준을 마련하고 제공내역, 제출받은 안전성정보 등을 보관·관리해야 한다. 또한 임상약을 사용한 자에게 안전성정보 등을 제출받은 날부터 20일 이내에 임상약 사용결과를 작성하여 식약처에 보고해야 한다. 예상하지 못한 중대한 약물이상반응이 발생한 경우 KGCP에 따라 식약처에 보고한다.[4]

개인별 사용과 다수 환자를 대상으로 한 사용승인 절차는 〈그림 2〉와 〈그림 3〉을 참고하고, 두 종류의 비교는 〈표 1〉과 같으며, 구체적인 내용은 치료목적 사용을 위한 가이드라인을 참고한다.[2]

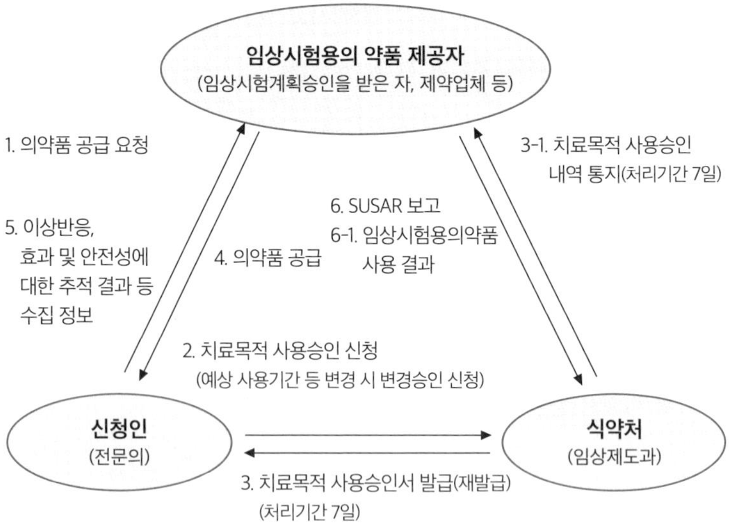


〈그림 2〉 개인별 환자를 위한 사용승인 절차[2]

치료목적 사용승인 신청을 위해서는 해당 임상약이 국내에서 임상시험계획 승인을 받은 바 있어야 하므로 다국적 제약사가 국내에서 임상시험을 진행하지 않은 임상약은 신청할 수가 없었다. 하지만 2020년 5월 식약처는 '국외 임상시험 중인 의약품의 국내 사용 절차' 알림을 통해 생명을 위협하는 말기암이나 희귀질환 환자에 대해서 외국에서 연구개발 중인 의약품도 한국 희귀 · 필수 의약품센터를 통해 자가치료용 의약품으로 수입할 수 있도록 했다.[6] 이에 따라 약사법 조항(제34조의6: 임상시험용의약품의 치료목적 사용승인 등)이 신설되어 2023년 10월 19일부터 시행된다. 희귀한 유전질환

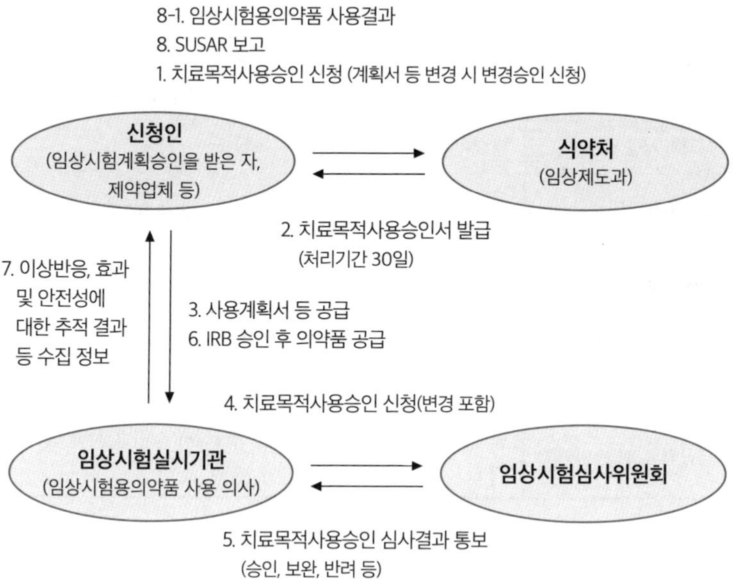


〈그림 3〉 다수 환자를 위한 사용승인 절차[2]

인 저인산효소증 환아 사례가 의협신문에 웹툰으로 소개됐는데 해당 사례로 추측된다.[7] 치료목적 사용승인 제도는 신약이 절실한 환자들에게 마지막 희망 같은 제도이므로 제도의 홍보와 이해당사자들의 노력으로 많은 환자가 혜택받기를 기대한다.

| | 개인별 환자 대상 (과거 응급상황 사용승인) | 다수 환자 대상 (과거 치료목적 사용승인) |
|---|---|---|
| 대상환자 규모 | 개별 환자 1명 | 2명 이상 |
| 신청인 | 대상 환자의 주치의(전문의) | 제약회사 |

| | | |
|---|---|---|
| **적응증** | 임상시험과 일치하지 않아도 됨(신속승인 대상 환자는 임상시험 적응증과 일치해야 함) | 임상시험을 통해 임상적 유효성을 확인한 적응증(사용계획서에서 정한 환자 대상) |
| **식약처 사용 승인** | 필요 | 필요 |
| **처리기간** | 근무일 기준 7일 이내(신속승인 대상 환자는 접수 당일 가능) | 근무일 기준 30일 이내 |
| **임상약 공급** | 건별 신청인(전문의)에게 공급 | 임상시험실시기관에 공급 |
| **사용계획서 제출** | 필요 없음 | 필요 |
| **임상시험심사위원회** | 승인 의무 아님 (기관 문의 필요) | 승인 필요 |
| **임상약 IND* 승인이력** | 국내에서 승인받은 바 있어야 함 | 국내에서 승인받은 바 있어야 함 |

〈표 1〉 치료목적 사용승인 종류의 비교[2]

*IND(Investigational New Drug: 임상시험계획 승인)


**참고문헌**

1. 의약품 임상시험 관리기준. 의약품 등의 안전에 관한 규칙 [별표 4]. 202. 12. 7
2. 식약처. 임상시험용의약품의 치료목적 사용을 위한 가이드라인. 식약처 민원인 안내서. 2020. 6
3. 약사법. 2023. 4. 8
4. 의약품 등의 안전에 관한 규칙. 2023. 3. 8
5. 임상약 치료목적 사용승인 신청서류 간소화 안내. 식약처. 2021. 05. 07
6. 국외 임상시험 중 의약품 국내 사용절차 알림. 식약처. 2020. 5. 14
7. 손두락. 소풍가는 날. http://www.doctorsnews.co.kr/news/articleView.html?idxno=131581 (2023. 6. 4)

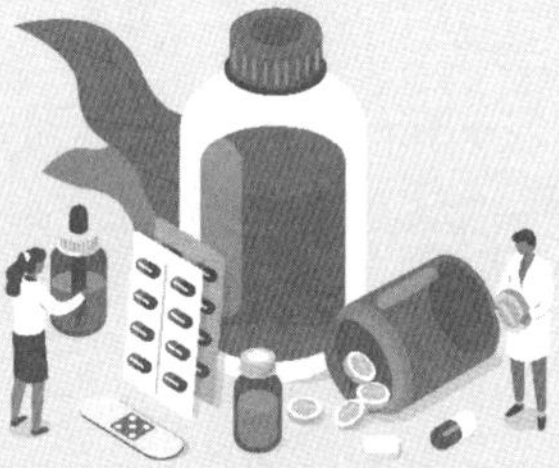

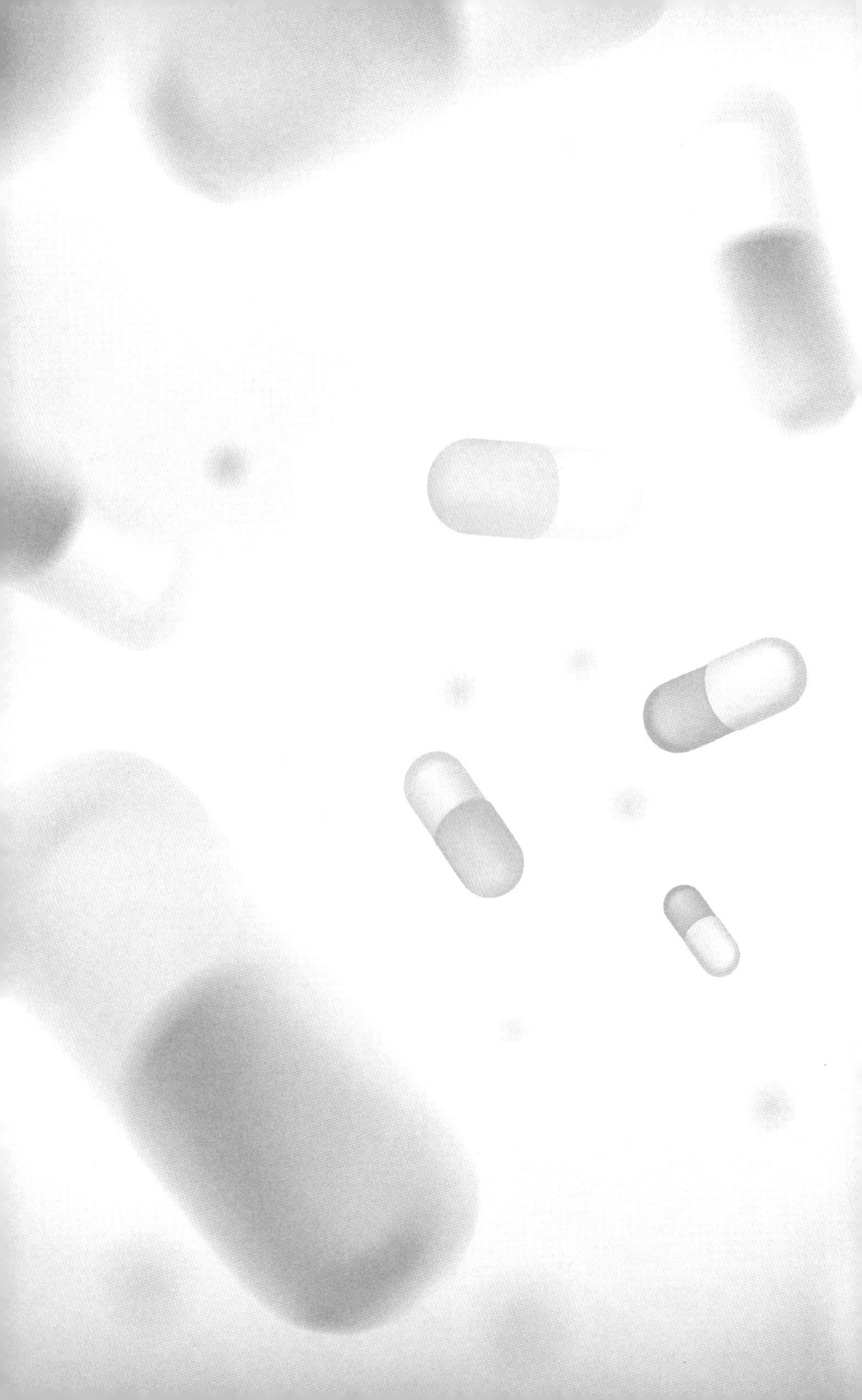

# IV

# 약물감시 편

# 1. 의약품 시판 후 안전관리기준

## 제약회사, 의료기관, 의사·약사, 환자 등의 적극적인 이상사례 보고 필요

의약품 임상시험 실시에 필요한 임상시험의 준비, 실시, 모니터링, 점검, 자료의 기록 및 보고 등에 관한 기준을 정하기 위해 의약품 등의 안전에 관한 규칙(이하 의약품안전규칙) 〔별표 4〕로 의약품 '임상시험 관리기준KGCP'이 있고, 앞서 임상연구 편에서 설명한 바 있다.[1] 의약품의 부작용 보고 등 약물감시활동도 매우 엄격한 규정을 따라야 하는 데 상응하는 기준이 있을까? 의약품의 제조·수입 업체의 시판 후 안전관리 실효성을 확보하여 의약품의 안전성을 강화하고, 위해Risk 발생을 사전에 차단하기 위한 '의약품 시판 후 안전관리기준'이 있다.[2] 의약품 허가 시 임상시험을 통한 안전성정보는 일부 환자와 짧은 투여 기간으로 제한되므로 시판 후에도 지속적인 안전성정보 수집과 이득-위험 평가를 통해 의약품의 안전성을 모니터링해야 하기 때문이다.

임상시험 업무의 기준이 GCPGood Clinical Practice라면 약물감시 업무의 기준은 GVPGood PharmacoVigilance Practice인데 '시판 후 안전관리기준'을 KGVP로 보면 된다. 시판 후 안전관리 업무의 중요성에 따라 식품의약품안전처 고시이던 '의약품 등 안전성정보관리 규정'을 폐지하고, 2016년 10월 28일 의약품안전규칙 〔별표 4의3〕으로 '의약품 등 시판 후 안전관리기준'을 신설하고, 총리령으로 상향 입법했다.[2] 이때 위해성관리계획에 따른 안전관리 실시(5호)와 위해성관리계획을 제출한 의약품에 대한 정기적인 최신 안전성 보고(8호) 조항을 추가했다.

약사법 제37조의3(의약품의 시판 후 안전관리) 제1항은 품목허가를 받은 자는 의사, 약사 또는 한약사를 두고 신약 등의 재심사, 의약품의 재평가, 부작용 보고 등 시판 후 안전관리업무를 해야 한다고 규정했다.[3] 제2항은 안전관리업무를 실시하는 의사, 약사 또는 한약사를 '안전관리책임자'로 정의했고, 구체적인 준수사항은 총리령으로 정했다.[3] '시판 후 안전관리업무'란 의약품의 안전에 관한 정보관리, 신약 등의 재심사, 의약품의 재평가, 위해성관리계획에 따른 안전관리 등을 말한다.[4] 재심사는 임상연구 편에서 소개했고, 재평가는 주로 허가부서의 업무이므로 제외한다. 의약품 안전에 관한 정보관리는 이번 챕터에서, 위해성관리계획은 다음 챕터에서 소개한다.

몇 가지 용어를 먼저 정리하면 '안전성정보'란 약물감시를 통해 수집된 해당 의약품에 대한 모든 정보를 말하며, '약물감시Pharmacovigilance'란 의약품의 이상사례 또는 안전성 관련 문제의 탐지, 평가, 해석, 예방에 관한 과학적 활동을 말한다. '부작용Side Effect'은 의약품을 정상적인 용량에 따라 투여할 경우 발생하는 모든 의도하지 않는 효과로, 의도하지 않는 바람직한 효과를 포함한다. '이상사례adverse event: AE'란 의약품의 투여·사용 중 발생한 바람직하지 않고 의도하지 아니한 징후, 증상 또는 질병을 말하며, 해당 의약품과 반드시 인과관계를 가져야 하는 것은 아니다. 보통 약물 부작용으로 표현하나 '이상사례'가 정확한 표현이고, 이 중 해당 의약품과의 인과관계를 배제할 수 없는 경우 '약물이상반응Adverse Drug Reaction: ADR'이라 한다.[4] 이상사례 중에서 자발적으로Unsolicited 보고된 경우, 의약품과의 인과관계가 알려지지 않은 경우에도 약물이상반응으로 간주한다.[4]

의약품안전규칙 제46조(안전관리책임자 등)는 의약품의 품목허가를 받은 자는 1명 이상의 안전관리책임자를 두어야 한다고 명시했다. 제47조는 안전관리책임자가 준수해야 할 사항을 다음 각 호로 규정했으므로 제약회사 안전관리책임자의 역할이 그만큼 중요하다.[5]

- 1호. 의약품의 시판 후 안전관리업무를 철저히 할 것
- 2호. 의약품 판매 등 의약품의 안전관리에 지장을 미칠 우려가 있는 업무에 종사하지 말 것.
- 3호. 별표 4의3의 의약품 시판 후 안전관리기준을 준수할 것.
- 4호. 시판 후 안전관리 업무 기록을 작성하고, 조치가 완료된 날부터 3년 이상 보존할 것.
- 5호. 위해성관리계획을 제출한 의약품의 경우 위해성관리계획을 작성하고, 그 계획을 이행할 것.

이렇게 안전관리책임자의 업무과 광범위하고 책임이 크므로 여러 명의 책임자를 둘 때는 그 업무를 분장하여 책임의 한계를 명확하게 해야 한다.[5]

또한 의약품안전규칙 제48조와 제60조는 시판 후 안전관리와 관련하여 각각 제조업자와 수입자가 준수해야 할 사항을 동일하게 명시했으니 시판 후 안전관리의 중요성을 다시 확인할 수 있다.[5]

- 의약품의 안전성 · 유효성과 관련된 새로운 자료를 입수하거나 정보 사항 등(부작용 포함)을 알게 된 경우와 안전성 · 유효성에 관한 정보를 수집 · 분석 · 평가하기 위해 조사를 실시한 경우, 시판 후 안전관리기준KGVP에 따라 보고하고 적절한 조치를 할 것.
- 의약품의 안전한 사용을 위해 위해성관리계획Risk Management

Plan: RMP을 이행할 것(RMP를 제출한 의약품의 경우).

- KGVP에 따라 의약품에 대한 안전정보를 수집 · 평가하고, 적절한 안전대책 수립 등 시판 후 안전관리 업무를 수행할 것.

약사법 제68조의8(부작용 등의 보고)은 품목허가를 받은 자나 의약품 도매상은 의약품으로 인해 발생했다고 의심되는 질병, 장애, 사망 및 기타 약물이상반응을 알게 된 경우 의약품안전관리원(이하 안전원)에 보고해야 한다.[3] 약국 개설자와 의료기관 개설자는 의약품으로 인해 발생했다고 의심되는 '중대한' 질병, 장애 및 사망 사례를 알게 된 경우 안전원에 보고해야 하며, 중대한Serious 사례란 다음 각 호의 어느 하나에 해당하는 사례를 말한다.[3,5] 의사나 약사가 의심되는 모든 약물이상반응을 자발 보고하기는 현실적인 어려움이 있으므로 중대한 사례만이라도 보고하라는 취지다.

- 1호. 사망을 초래하거나 생명을 위협하는 사례.
- 2호. 입원 또는 입원 기간의 연장이 필요한 사례.
- 3호. 지속적 또는 중대한 불구나 기능 저하를 초래하는 사례.
- 4호. 선천적 기형 또는 이상을 초래하는 사례.
- 5호. 기타 약물 의존성이나 남용의 발생 또는 혈액질환 등 그 밖에 의학적으로 중요한 상황이 발생하여 치료가 필요한 사례.

안전성정보는 보고 기한이 중요한데 KGVP 제7호(안전성정보의 신속보고 등)에 따라 중대한 약물이상반응인 경우 품목허가를 받은 자, 의약품 도매상, 약국 및 의료기관 개설자는 알게 된 날부터 15일 이내에 안전원에 신속보고해야 한다. 외국에서 발생한 중대한 약물이상반응을 알게 된 경우도 동일하다.[4] 품목허가를 받은 자가 정해진 기한 내에 신속보고하지 않거나 거짓으로 보고한 경우 1차부터 행정처분(표 1 참고) 대상이므로 신속보고를 누락·지연해서는 안 된다.[6] 중대한 약물이상반응이 아닌 경우 품목허가를 받은 자 및 의약품 도매상은 매 분기 종료 후 1개월 이내에 안전원에 보고해야 한다.[4] 제7호의 안전성정보의 종류에 따른 보고자, 보고기관 및 보고 기한을 〈표 2〉에 정리했다.[4] 전자보고를 위한 구체적인 XML 화일의 생성 기준과 등록 절차 등에 대해서는 '약물이상반응 및 이상사례 전자보고 가이드라인'을 참고한다.[7]

| 위반사항 | 근거 법조문 | 행정처분 | | | |
|---|---|---|---|---|---|
| | | 1차 | 2차 | 3차 | 4차 |
| 신속보고 지연 또는 거짓 보고 | 약사법 제37조의3, 제42조, 제68조의8 | 해당 품목 판매정지 1개월 | 해당 품목 판매정지 3개월 | 해당 품목 판매정지 6개월 | 해당 품목 판매정지 9개월 |

〈표 1〉 안전성정보의 신속보고 관련 행정 처분[6]

| 안전성정보의 분류 | 보고자 | 보고기관 | 보고 기한 |
|---|---|---|---|
| ① 외국 정부의 판매중지, 회수 또는 이에 준하는 조치에 관한 정보 | 품목허가를 받은 자 | 식약처 | 3일 이내(국내 조치계획은 7일 이내) |
| ② 의약품에 중대한 정보로 ①의 내용·수준에 준하는 정보<br>-식약처가 보고를 지시한 정보<br>-식약처가 지시하지 않은 정보 | 품목허가를 받은 자 | 식약처 | -지시받은 날부터 7일 이내<br>-정보를 알게 된 날부터 15일 이내 |
| ③ 중대한 약물이상반응 | 품목허가를 받은 자, 의약품 도매상, 약국 · 의료기관 개설자 | 안전원 | 15일 이내 |
| ④ 기타 안전성정보 | 품목허가를 받은 자, 의약품 도매상 | 안전원 | 매 분기 종료 후 1개월 이내 |

〈표 2〉 안전성정보의 종류에 따른 보고 기한(①, ②, ③은 신속보고 대상임)[4]

식약처는 2016년 11월 ICH(국제의약품규제조화위원회) 정회원 가입 후 의약품 이상사례 보고를 위한 국제표준서식인 'E2B(R3): Electronic Transmission of Individual Case Safety Reports(ICSRs)'를 적용한 시스템을 구축했다. 이후 시스템 안정화 및 개선을 위한 테스트 기간을 거쳐 2021년 6월 1일부터 의약품 이상사례 보고 선진화 시스템을 실제 적용하는 시범사업을 시작했다.[8] 시범사업은 대량의 부작용 정보를 자동화·표준화해 자료의 관리 및 분석을 용이하게 하고, 유의미한 안전성정보의 정확한 탐지로 의약품 안전관리를 강화하는 것을 목적으로 했다. 시범사업에는 〈그림 1〉과 같이 신규 시스템인 NeDrug이 추가됐고, 기존 시스템과 병행 운영됐다.[8] 2023년 3월 8일부터 식약처는 KAERS-KIDS를 폐쇄하고 의약품안전나라 내 국내·외 시판 후 의약품 이상사례 보고 시스템인 'KAERS-NeDrug'로 일원화하면서 E2B(R3)를 전면 시행했다.[9]

| | 현행(시판 후): 2개 시스템(~'21.5.31 | 개편(통합): 3개 시스템('21.6.1~) |
|---|---|---|
| ① | 〈한국의약품안전관리원〉<br>의약품이상사례보고시스템<br>(KAERS) | 현행과 동일하게 사용 가능 |
| ② | 〈한국의약품안전관리원〉<br>(KARES-Foreign) | 현행과 동일하게 사용 가능 |
| ③ | 신설 | 〈식품의약품안전처〉<br>의약품안전나라<br>의약품통합정보시스템(NeDrug) |

〈그림 1〉 의약품 이상사례 보고 시스템 변경(신규 시스템 NeDrug 추가)[8]

환자의 안전을 위한 의약품 안전성정보 수집 및 전주기에 걸친 안전관리를 위해 의약품 시판 후 안전관리 규정이 점차 까다로워지고, 이에 따라 의학부 약물감시 업무의 중요성이 강화되고 있다. 안전관리책임자를 포함하여 약물감시 업무에 전문인력 수요가 증가할 것이므로 앞으로 이 분야가 각광받을 것이다. 이상사례 수집과 안전성정보 분석은 제약회사의 책임이지만 이를 위해 의료기관·약국, 의사·약사, 환자들의 적극적인 자발 보고가 필요하다.

**참고문헌**

1. 의약품 임상시험 관리기준. 의약품 등의 안전에 관한 규칙 [별표 4]. 2019. 12. 06.
2. 시판 후 안전관리기준 개요 및 향후 계획(식약처 설명회 발표 자료). 식약처 의약품안전평가과. 2016. 11. 04
3. 약사법. 2023. 04. 084. 의약품등 시판 후 안전관리기준. 의약품 등의 안전에 관한 규칙 [별표4의3]. 2022.12. 7
5. 의약품 등의 안전에 관한 규칙. 2023. 3. 8
6. 행정처분의 기준. 의약품 등의 안전에 관한 규칙 [별표 8]. 2022. 12. 29
7. 약물이상반응 및 이상사례 전자보고 가이드라인. 식품의약품안전처. 2021. 7.
8. 의약품 이상사례 보고 시스템 개편 알림. 식품의약품안전처. 2021. 05. 28.
9. 국내외 시판 후 의약품 이상사례보고 시스템 일원화 관련 안내사항. 한국의약품안전관리원. 2023. 2. 17.

## 2. 의약품 위해성관리계획(RMP)

### 전주기적 의약품 안전관리의 핵심

최근 10년 이내 의약품의 시판 후 안전관리 업무에 큰 변화 중 하나가 위해성관리계획의 제출과 이행이다. 의약품의 특성상 기대하는 효과(유익)를 볼 수도 있지만 효과 여부와 상관없이 예측한 또는 예측하지 못한 위험(위해)이 발생할 수 있다. 그 위험이 명확하고 중요하다면 위험을 최소화하는 조치를 해야 할 것이고, 명확하지 않거나 특정 정보가 없다면 추가적인 조사가 필요할 것이다. 시판 후 의약품을 실제 사용하면서 이런 위험에 대한 정보는 계속 업데이트되므로 의약품의 유익성과 위해성 균형에 대한 판단도 달라질 수 있다. 위해성관리계획은 다국적 제약사의 경우 본사와 조율도 필요하고, 한번 설정하면 의약품의 전주기에 걸쳐 영향을 받으므로 식약처에 처음 제출할 때 환자의 안전을 고려해 잘 설정해야 한다.

약사법 제37의3조(의약품의 시판 후 안전관리) 제1항은 품목허가를 받은 자는 안전관리책임자를 두고 신약 등의 재심사, 의약품의 재평가, 부작용 보고 등 시판 후 안전관리 업무를 하라고 규정했다.[1] 약사법에 시판 후 안전관리 업무로 위해성관리계획을 언급하지 않았지만 의약품 등의 안전에 관한 규칙(이하 의약품안전규칙) 제47조(안전관리책임자의 준수사항 등) 제1항 제5호는 안전관리책임자의 역할 중 하나로 위해성관리계획과 관련해 다음 각 목을 준수할 것을 명시했다.[2] 이에 따라 의약품안전규칙 [별표4의3]인 '의약품 등 시판후 안전관리기준'KGVP은 시판 후 안전관리 업무로 '위해성관리계획에 따른 안전관리'를 2022년 개정 시 추가했다.[3]

가. 위해성관리계획을 작성하고, 작성된 계획을 이행할 것.
나. 가목에 따라 위해성관리계획을 이행한 사실을 기록할 것.
다. 나목에 따른 기록을 위해성관리계획을 이행한 날부터 3년 이상 보존할 것.
라. 위해성관리계획의 변경이 필요하다고 판단될 때는 의약품의 제조판매 · 수입 품목허가를 받은 자에게 위해성관리계획의 변경을 제안할 것.

위해성관리계획의 작성과 이행은 안전관리책임자의 역할이지만 의약품안전규칙 제48조와 제60조는 각각 제조업자와 수입자의 준수사항으로 의약품의 안전한 사용을 위해 위해성관리계획을 이행하라 했으므로 궁극적인 책임은 회사의 대표에게 있다.[2] KGVP 제3호(조직/인력 등) 다목은 "의약품 품목허가를 받은 자는 안전관리책임자의 업무를 방해해서는 안 되며, 책임자가 업무 수행을 위해 필요한 사항을 요청하면 정당한 사유 없이 그 요청을 거부해서는 안 된다"로 명시해 안전관리책임자 역할의 중요성을 강조했다.[3]

먼저 용어를 정리하면 '위해성관리'란 안전성 · 유효성에 관하여 특히 검토해야 하는 사항이 있는 의약품에 대하여 그 안전성 · 유효성에 관한 정보 수집, 조사, 시험, 위해성 발생의 최소화를 도모하기 위한 활동을 말한다.[3] '위해성관리계획'Risk Management Plan(이하 RMP)은 신약, 희귀의약품 등에 대해 안전성 중점 검토 항목과 시판 후 부작용 조사를 위한 의약품 감시 방법 및 첨부문서, 환자용 사용설명서, 안전사용보장조치 등 위해성 완화 조치 방법을 포함하는 종합적인 의약품 안전관리 계획을 말한다.[3,4]

RMP는 2000년대 중반 이후 미국, 유럽 및 일본 등이 그동안 실시해 온 시판 후 부작용 모니터링 단계를 넘어 의약품 사용 시 위해성을 줄이기 위한 예방 조치 계획, 실행, 평가 등을 포함하는 종합적인 위해성관리제도를 도입하며 시작됐다.[4] 유럽연합은 2006년, 미국은 2007년, 일본은 2012년에 도입했고, 유럽연합과 일본은

RMP로, 미국은 REMSRisk Evaluation and Mitigation Strategy라고 부른다.[5] 우리나라도 이런 국제적 동향을 반영하여 전주기적 의약품 안전관리를 위해 품목허가 신청 시 RMP 제출을 의무화하도록 2014년 8월 의약품안전규칙을 개정하면서 제4조(제조판매 · 수입 품목의 허가 신청) 제1항 제11호에 허가 신청을 위해 제출해야 하는 서류 중 하나로 RMP를 명시했다.[2,4] 따라서 RMP가 품목허가 신청을 위한 필수적인 서류가 됐고, 의학부는 약물감시팀을 중심으로 허가 신청 약 1년 전부터 RMP 준비를 시작해야 한다.

품목허가를 받기 위해 모든 의약품은 RMP를 제출해야 하는가? RMP를 제출해야 하는 의약품은 '의약품의 품목허가 · 신고 · 심사 규정' 제7조의2(위해성관리계획의 작성) 제1항에 다음 각 호로 명시했다.[6] 생물의약품도 다음 기준과 동일하고, 첨단바이오의약품도 RMP를 제출해야 한다.[7,8]

- 1호. 신약.
- 2호. 희귀의약품.
- 3호. 시판 후 중대한 부작용 발생으로 RMP 제출이 필요하다고 식약처가 인정하는 의약품.
- 4호. 신청인이 RMP 제출이 필요하다는 인정하는 의약품.
- 5호. 재심사대상 의약품으로 지정되는 의약품: 이미 허가된 의약품과 유효성분의 종류 또는 배합비율이 다른 전문의약품, 이

미 허가된 의약품과 유효성분은 동일하나 투여경로가 다른 전문의약품, 유효성분 및 투여경로는 동일하나 명백하게 다른 효능 · 효과를 추가한 전문의약품.

이미 품목허가·신고된 바 있는 품목과 동일한 의약품(제네릭)을 허가받고자 할 때는 다음의 경우 RMP를 제출할 수 있다.[4]

- 원개발 의약품이 RMP를 제출해야 하는 의약품으로서 추가적인 위해성 완화 조치를 수행하고 있는 안전성 중점검토항목이 있는 경우.
- 시판 후 중대한 부작용 발생으로 RMP 제출이 필요하다고 식약처가 인정하는 의약품의 경우(예, 이소트레티노인, 탈리도마이드, 발프로산 등).

| | 1단계('15.7.1~) | 2단계('16.7.1~) | 3단계('17.7.1~) | 4단계('18.7.1~) |
|---|---|---|---|---|
| 대상 | 신약, 희귀의약품, 식약처장이 인정 또는 업체 신청 의약품, 줄기세포치료제 | | | |
| | | 허가품목과 유효성분 종류, 배합비율 다른 전문의약품 | | |
| | | | 허가품목과 투여경로 다른 전문의약품 | |
| | | | | 허가품목과 명백하게 다른 효능·효과 추가 전문의약품 |

〈표 1〉 RMP 제출 대상 의약품의 적용 시기[4]

식약처는 RMP 제출을 2015년 7월부터 신약 및 희귀의약품에 우선 적용했고, 2016년 7월 새로운 조성, 2017년 7월 새로운 제형, 2018년 7월 새로운 효능·효과를 추가한 전문의약품으로 〈표 1〉과 같이 단계적으로 확대했다.[4]

RMP의 구조는 크게 다음 세 가지로 정리할 수 있다.[4]

- 의약품의 안전성 프로파일의 식별 또는 특성: 중요한 규명된 위해성Important Identified Risks, 중요한 잠재적 위해성Important Potential Risks, 부족 정보Missing Information
- 의약품 감시계획: 일반적 의약품 감시활동Routine Pharmacovigilance Plan, 추가적 의약품 감시활동Additional Pharmacovigilance Plan
- 중요한 위해성의 완화 조치 방법: 일반적 위해성 완화 조치 방법Routine Risk Minimization Activities, 추가적인 위해성 완화 조치 방법Additional Risk Minimization Activities

'규명된 위해성'은 바람직하지 않은 임상 결과에 해당되는 위해성으로 해당 의약품에 의해 유발된다는 과학적 근거가 충분한 위해성을 말한다.[4] 특히 의약품의 유익성-유해성 균형에 영향을 미칠 수 있는 '중요한 규명된 위해성'은 RMP가 집중하는 영역으로 의약품 감시계획과 위해성 완화 조치 방법의 기본이 되므로 매우 신중하게 설정해야 한다.[9] 일반적 및 추가적인 의약품 감시활동과 위해

성 완화 조치 방법의 예시는 〈표 2〉를 참고한다.[4]

| 구분 | 일반적(Routine) | 추가적(Additional) |
| --- | --- | --- |
| 의약품 감시활동 (Product Vigilance) | • 이상사례 수집, 추적 및 보고(Collection, Follow-Up and Reporting of Adverse Events)<br>• 유익성·유해성 균형에 대한 지속적 모니터링 (Continuous Monitoring of the Benefit-Risk Profile) | • 임상시험(Clinical Trials)<br>• 시판후조사연구(Post Authorization Safety Studies)<br>• 환자등록(Patient Registries) |
| 위해성 완화 조치 방법 (Risk Minimization) | • 첨부문서 (Product Information) | • 환자용·전문가용 설명자료 또는 교육자료(Educational Programs or Tools for Health Professionals and/or Consumers)<br>• 약물사용 관리 프로그램(안전사용 보장조치, Controlled Access Programs)<br>• 유통 관리 시스템 (Controlled Distribution System)<br>• 임신 예방 프로그램 (Pregnancy Prevention Programs: PPP)<br>• 의료 전문가 커뮤니케이션(Direct Healthcare Professional Communication: DHPC) |

〈표 2〉 일반적 및 추가적인 의약품 감시활동과 위해성 완화 조치 방법의 예시[4]

RMP 제출 대상 의약품이면 RMP를 어떻게 작성해야 하는가? 실제 RMP 작성과 이행에 대한 구체적인 방법을 설명한다. '의약품의 품목허가 · 신고 · 심사 규정' 제7조의2(위해성관리계획의 작성)

제2항은 허가 신청 시 제출하는 안전성 · 유효성 심사에 관한 자료에 근거하여 다음 각 호의 항목에 따라 RMP를 작성할 것을 명시했다.[6] 제2항에 따른 세부적인 기재사항은 동 규정 〔별표 6의2〕인 '위해성관리계획의 작성방법'과[10] '의약품의 위해성관리계획 가이드라인'에 따라 작성한다[4](생물의약품은 생물학적제제 등의 품목허가 · 심사 규정 〔별표 9의2〕, 첨단바이오의약품은 첨단바이오의약품의 품목허가 · 심사 규정 〔별표 5〕를 참고).

**1호, 안전성 중점검토항목**(Safety Specification)

비임상시험 및 임상시험에서 안전성 자료의 요약, 지속적 평가가 필요한 중요 안전성 검토항목의 요약[6]으로, 그 목적은 추가적인 위해성관리 활동이 필요한 부분에 중점을 두어 의약품의 안전성 프로파일에 대한 적절한 정보를 제공하는 것이다.[4] 특히 임상시험에서 안전성 자료의 요약은 추가적인 평가가 필요한 '중요한 규명된 위해성', '중요한 잠재적 위해성', '부족 정보'로 기술한다. 해당 의약품의 안전성에 대한 추가 정보가 확인될 경우 안전성 중점검토항목이나 위해성 완화 조치 항목 등을 적절하게 개정한다. 제네릭인 경우 본 항목은 원개발사 의약품의 RMP 기준과 동일해야 하며, 이와 상이할 경우 가장 적절한 안전성 중점검토항목을 제시하고, 그 타당성을 입증해야 한다.[4]

### 2호, 유효성 중점검토항목(Efficacy Specification)

의약품의 유효성 정보를 수집하기 위해 조사 또는 시험을 시행할 경우, 연구의 목적, 내용과 방법 등을 기술하나 허가받지 않는 적응증 추가를 위한 연구 또는 사용성적조사 시 수행하는 유효성 조사는 이 항목에 포함하지 않는다.[4] 대부분은 시판 후 유효성 연구가 추가로 필요하지 않으나 임상시험에서 확인된 유효성이 실제 환자군에서 유효성과 차이가 있거나, 일부 환자군에서 일정한 유효성이 나타나지 않는 경우, 시판 후 장기 투여 유효성 자료가 필요한 경우 등은 추가적인 연구가 필요할 수 있다.[4]

### 3호, 의약품 감시 계획(Pharmacovigilance Plan)

일반적인 의약품 감시활동, 지속적 검토가 필요한 중요 안전성 · 유효성 검토항목에 대한 조치계획, 주요 점검 일정 및 완료해야 할 조치의 요약, 시판후조사 계획(사용성적조사, 치료적 사용 임상시험 등)[6]이다. 의약품 감시 계획은 안전성 문제를 탐지하고 규명하기 위한 조치로서, 안전성 또는 유효성 중점검토항목에 근거해 작성한다.[4] 특별한 안전성 문제가 발생하지 않은 의약품의 경우 추가적인 조치(안전성 연구 등) 없이 일반적인 의약품 감시활동(이상사례 수집, 추적 및 보고 등)만으로 시판 후 안전성 모니터링이 충분할 수도 있으나 중요한 규명된 위해성, 중요한 잠재적 위해성 또는 부족 정보 중 추가적인 안전성정보의 규명이 필요한 경우 이러한 안전성에 대한 우려를 해결하기 위해 추가 조치를 고려한다.[4]

**4호, 위해성 완화 조치 방법**(Risk Minimization Plan)

환자용 사용설명서, 안전사용보장조치, 의 · 약사 등 전문가용 설명자료, 첨부문서(안)[6]로서 위해성 완화 조치 방법은 의약품 부작용 발생 예방이나 감소 또는 부작용 발생 시 환자에 미치는 위해 정도나 영향을 감소하기 위한 중재로 각 안전성 문제와 관련된 위해성을 최소화하기 위해 설정한다.[4] 위해성 완화 조치의 필요성은 주기적으로 검토하고, 설정한 완화 조치 방법의 효과를 평가Evaluation of the Effectiveness해야 한다. 일반적인 방법으로 첨부문서(제품정보)를 작성하고, 위해성관리 및/또는 의약품의 유익성-위해성 균형 개선을 위해 필요하다면 추가적인 방법을 설정한다.[4] 가령 환자나 그 가족이 해당 의약품을 올바르게 이해하여 중대한 부작용을 조기에 발견할 수 있도록 '환자용 사용설명서'를 이해하기 쉽게 작성해 배포할 수 있다.

**5호, 의약품 감시 방법**(Pharmacovigilance Method)

3호에서 설정한 의약품 감시계획 · 활동에 따라 구체적인 감시 방법을 선택한다. 의약품의 품목허가 · 신고 · 심사규정 〔별표 6의2〕는 의약품의 이상사례 수집, 추가적인 위해성 발견, 위해성 완화 조치 평가 등을 위한 의약품 감시 방법의 예시로 다음 다섯 가지로 제시했다.[4,10] 의약품 감시 방법은 해당 의약품의 특성, 적응증, 치료 대상 집단 및 안전성 문제 등을 바탕으로 다음의 감시방법 중 그 의약품에서 가장 적절하고 적용 가능한 최신의 방법을 활용한다.[4,10]

1) 수동적 감시: 자발적 보고, 다수의 증례 수집 보고
2) 능동적 감시: 지역 병원 활용, 환자등록프로그램, 이상사례별 모니터링, 시판후조사
3) 표적임상연구.
4) 비교관찰 연구: 코호트연구, 환자-대조군 연구, 단면연구.
5) 기술적 연구: 질병 경과 관찰, 의약품 사용 실태연구.

RMP 제출 대상 의약품은 능동적 감시 또는 비교관찰 연구 중 하나를 반드시 포함해 의약품 감시를 실시해야 한다.[4,10] RMP를 제출하는 재심사 대상 의약품은 어차피 시판후조사를 실시해야 하므로 보통 시판후조사를 능동적 감시로 선택한다. 조사대상자 수는 해당 의약품 및 대상 적응증의 특성을 고려해 정할 수 있다.[4,10] RMP에는 감시 방법에 대한 개요Synopsis를 일단 기재할 수 있고, 감시 방법의 구체적 사항은 계획서에 제시하여 의약품 품목허가 변경을 통해 최소 시판 1개월 전까지 식약처에 제출할 수 있다.[4]

1호부터 5호까지 모두 항목을 작성했으면 의약품 품목허가 신청 시 제출하는 서류의 하나로 위해성관리계획을 제출하면 된다(RMP 가이드라인 붙임 1. 양식 참고). 다만 허가 신청 때까지 안전성 · 유효성 검토항목 등 위해성관리에 필요한 사항을 확정하지 못해 RMP를 첨부하기 어려울 수 있어 2023년부터 RMP 대신 그 '개요'를 첨부할 수 있도록 변경했다(붙임 2. 양식 참고).[2,4] 이러한 경우 해당 품목

이 시판되기 1개월 전까지 RMP 전체 내용을 제출하여 식약처 변경허가를 받은 후 판매할 수 있도록 했다.[2,4] 허가 신청 시 RMP 개요를 제출할 수 있는 대상은 신속 심사 대상 지정 의약품, 국내 개발 신물질 의약품, 국내·외 기허가가 없는 신규 의약품 등으로 개요 제출 시 타당한 사유를 설명해야 한다.[4]

RMP는 원칙적으로 한글로 작성되어야 하나 각 항목에 대한 세부적인 내용을 포함하는 영문 RMP가 있는 경우 〔별표 6의2〕의 목차에 따라 주요 내용을 한글로 기재하고 영문 자료를 함께 제출할 수 있다.[4,6] 다국적 제약사는 본사의 core RMP가 있으므로 그 내용을 바탕으로 작성하고, core RMP와 다르게 작성·적용하는 경우 본사와 사전에 조율해야 한다.

의약품의 품목허가·신고·심사 규정 제7조의2 제6항에 따라 RMP를 제출하여 품목허가를 받은 자는 RMP 이행을 위해 RMP에 따른 평가결과를 식약처에 제출해야 한다.[6] KGVP 제8호(RMP를 제출한 의약품에 대한 정기적인 최신 안전성정보 보고)에 따라 품목허가를 받은 자는 RMP를 이행하고 그에 따라 수집된 안전성정보에 대하여 실마리정보 분석 등 안전성 평가 또는 유익성-위해성 평가 결과를 식약처에 정기적으로 보고해야 한다.[3,4] 이에 따라 위해성관리계획 정기 이행·평가 결과 보고서(RMP 가이드라인 붙임 3. 참고)와 정기적인 최신 안전성정보 보고서(붙임 4. 참고)를 품목허가 후 2년까지 6개월마다, 2년이 경과한 이후부터는 매년 작성하여 식약처에 제출한다.[3,4] 다만 식약처는 의약품의 종류, 특성, 안전성 또는 위해성 정도 등을 고려해 그 평가 주기를 달리 정할 수 있다.[3,4] 정기적인 최신 안전성정보 보고서의 내용을 포함하는 영문 Periodic Safety Update ReportPSUR 또는 Periodic Benefit-Risk Evaluation ReportPBRER가 있는 경우 함께 제출할 수 있다.[3,4]

식약처가 허가 시 교부하는 품목허가증에 RMP 실시 및 정기보고 의무가 다음의 예시와 같이 명시돼 있다.[4] RMP는 품목허가 신청 시 제출해야 하는 서류 중 하나이고, 품목허가증에 허가조건으로 RMP 이행과 정기 보고 의무가 명시돼 있으며, RMP를 적절히 이행하지 않을 경우 품목허가가 취소될 수 있다. RMP는 의약품의

**※ 위해성관리계획을 포함한 허가조건 표준예**

○ 허가조건

1. 약사법 제32조 및 의약품 등의 안전에 관한 규칙 제22조 제1항 제1호 가목에 의한 재심사 대상 의약품임
   - 재심사 기간: 2015.10.2.~2021.10.1.
   - 재심사 신청기간: 2021.10.2.~2022.2.1.
2. 신약 등의 재심사 기준(식품의약품안전처 고시)을 준수할 것
3. 승인받은 위해성관리계획에 따라 실시하고 그 결과를 허가 후 2년까지는 6개월마다 보고하고, 이후 매년 보고할 것
4. 만일, 정당한 사유 없이 상기 조건을 이행하지 않을 경우 본 품목허가를 취소할 수 있음

전주기에 걸친 종합적인 안전관리 계획으로 의약품의 허가취득과 허가유지에 매우 중요하므로 제약회사 담당자들은 RMP의 목적, 관련 규정, 운영 절차 및 보고서 작성방법 등을 잘 숙지해야 한다. 한편으로 RMP 부여, 안전성 중점검토항목 설정, 추가적인 약물감시 계획과 완화 조치 방법 설정 등 RMP 제도 운영에 있어 식약처가 유연성을 갖기를 바란다.

**참고문헌**

1. 약사법. 2023. 4. 8
2. 의약품 등의 안전에 관한 규칙. 2023. 3. 8
3. 의약품등 시판 후 안전관리기준. 의약품 등의 안전에 관한 규칙 별표 [4의3]. 2022. 12. 7
4. 의약품의 위해성관리계획 가이드라인. 식약처 의약품안전평가과. 2023. 3
5. 시판 후 안전관리기준 개요 및 향후 계획(식약처 설명회 발표 자료). 식약처 의약품안전평가과. 2016. 11. 04
6. 의약품의 품목허가/신고/심사 규정. 식약처 의약품정책과. 2021. 11. 11
7. 생물학적제제 등의 품목허가/심사 규정. 식약처 바이오의약품정책과. 2022. 11. 17
8. 첨단바이오의약품의 품목허가/심사 규정. 식약처 바이오의약품정책과. 2020. 9. 7
9. Guideline on good pharmacovigilance practices (GVP). Module V - Risk management systems (Rev 2). 28 March 2017.
10. 위해성관리계획의 작성방법. 의약품의 품목허가/신고/심사 규정 [별표 6의2]. 2021. 11. 11

# 3. 의약품 부작용 피해구제 제도

## 사회 안전망으로 의약품 부작용 피해 환자 · 가족에게 경제적 지원

모든 의약품은 본질적으로 부작용(정확히 표현하면 약물이상반응)의 위험이 있다. 이 부작용은 허가사항에 기재된 효능 · 효과 및 용법 · 용량에 맞게 정상적으로 사용하더라도 발생할 수 있다. 의약품 부작용으로 환자에게 피해가 발생하는 경우 그 피해를 환자나 가족이 감당하기 어려울 수 있고, 피해 환자, 판매 제약회사, 처방 의사 및 조제 약사 사이에 불필요한 사회적 갈등을 일으킬 수 있다. 실제 의약품 부작용으로 해당 제약회사에 피해 보상을 요구하는 경우가 있는데 제약회사 입장에서는 의약품에 품질 결함이 없다면 보상이 어렵다. 이런 의약품 부작용 피해가 발생하는 경우 사회적 안전망으로서 환자나 가족에게 경제적인 지원을 제공하는 '의약품 부작용 피해구제 제도(이하 피해구제)'를 설명한다.

피해구제 제도는 의약품 부작용으로 사망, 장애, 질병(입원 시) 피해를 입은 환자 및 유족에게 사망일시보상금, 장례비, 장애일시보상금 및 입원진료비를 지급하는 사업이다.[1] 2014년 3월, 본 제도를 위한 재원 조달 방법, 피해구제 범위, 급여 절차 조항을 약사법에 신설하면서 법적인 근거를 마련했고, 같은 해 12월 의약품 부작용 피해구제에 관한 규정(대통령령)과 시행규칙(총리령)이 제정됨에 따라 사업이 처음으로 시작됐다.

약사법 제86조의2(의약품 부작용 피해구제 부담금) 제1항은 식품의약품안전처(이하 식약처)는 피해구제를 위해 제약회사로부터 피해구제 부담금을 부과·징수하고, 그 부과·징수를 의약품안전관리원(이하 안전원)에 위탁할 수 있다고 했다.[2] 제2항은 전문·일반의약품의 생산액 또는 수입액에 비례하여 부과하는 기본부담금(전년도 공급실적의 0.1% 이내)과 실제 피해구제 급여가 지급된 의약품에 부과하는 추가부담금(전년도 해당 의약품 피해구제 급여액의 25% 이내)으로 재원을 마련할 수 있도록 했다. 약사법 제86조(의약품 부작용 피해구제사업) 제3항 "정부는 예산의 범위에서 피해구제 사업을 위한 보조금을 지급할 수 있다"에 따라 제도 운영을 위한 제반 비용은 정부가 지원하고 있다.[2]

약사법 제86조의3(피해구제급여) 제1항에 따라 의약품 부작용으로 질병에 걸리거나 장애가 발생하거나 사망한 때에는 진료비, 장애일시보상금, 사망일시보상금, 장례비로 피해구제급여를 지급한다.[2] 사업 시작 시에는 사망일시보상금만 지급했으며, 2016년 1월부터 장애일시보상금과 장례비를 추가했고, 2017년 1월부터 진료비까지 단계적으로 확대했다. 진료비는 입원치료비가 30만 원 이상인 경우 신청할 수 있고, 2천만 원 이하 범위에서 보상이 가능하다.[1] 2019년 6월부터는 진료비에서 비급여 항목도 보상에 포함됐다. 2023년 6월에는 시행규칙 개정으로 사망일시보상금을 산정할 때 의약품 부작용으로 사망한 사람의 연령과 기저질환 등의 요인을 고려하여 보상금을 공제할 수 있도록 했다.[3]

제86조의3 제2항은 피해구제급여 제외 범위를 제1호~6호로 명시했다.[2]

- 암이나 그 밖의 특수질병에 사용되는 의약품으로 식약처가 정하는 의약품인 경우.
- 의약품 부작용으로 인한 질병, 장애 또는 사망이 '감염병의 예방 및 관리에 관한 법률'에 따른 예방접종으로 인한 경우.
- 질병, 장애 또는 사망이 피해자의 고의 또는 중대한 과실로 인하여 발생한 경우.
- 질병, 장애 또는 사망이 '의료사고 피해구제 및 의료분쟁 조정

등에 관한 법률'에 따른 의료사고로 인한 경우.

- 동일한 질병, 장애 또는 사망을 이유로 '민법'이나 그 밖에 법령에 따라 구제급여에 상당한 금품을 이미 받은 경우.
- 그 밖에 총리령으로 정하는 경우: 전문·일반의약품이 아닌 의약품, 임상시험용의약품 등.[3]

특히 제2호에 따라 예방접종으로 인한 부작용은 피해구제 대상에서 제외되나 '감염병의 예방 및 관리에 관한 법률' 제71조(예방접종 등에 따른 피해의 국가 보상)에 따라 보상받을 수 있다.[4] 코로나 백신 같이 긴급사용승인을 받은 의약품으로 부작용이 발생한 경우 '공중보건 위기대응법' 제12조2(긴급사용승인 의약품 부작용 피해의 국가 보상)에 따라 피해구제와 동일한 절차로 보상금을 받을 수 있다.[5] 임상시험용의약품도 제외되며 이 경우 의뢰자가 임상시험 시 가입하는 보험을 통해 보상받을 수 있다.

약사법 제86조의4(피해구제 절차 등) 제1항에 따라 피해자는 필요한 서류를 첨부하여 안전원에 피해구제급여 지급을 신청해야 한다.[2] 제2항에 따라 안전원은 피해의 사실조사, 의료사고 해당 여부, 의약품과의 인과관계 규명, 후유장애 발생 여부, 피해보상의 범위 및 피해구제급여의 지급제한 등에 관한 조사·감정을 해야 한다. 제3항에 따라 안전원은 피해구제급여 신청을 받은 날로부터 90일 이내에 식약처 의약품부작용심의위원회에 심의를 요청해야 한다.

심의위원회는 '피해구제에 관한 규정 시행규칙'(이하 시행규칙) 제10조(피해구제급여 신청에 대한 심의)에 따라 안전원의 조사·감정 결과를 고려하여 부작용의 원인으로 의심되는 의약품과 부작용 간의 인과관계, 피해구제급여 대상 여부, 피해구제급여액의 적정성을 판단하여 심의결과를 안전원에 통보한다.[3] 심의위원회가 피해구제급여를 지급하기로 결정한 경우 안전원은 약사법 제86조의4 제4항에 따라 30일 이내에 피해구제급여를 지급해야 한다.[2]

피해구제급여 신청과 결정 시 제약회사에도 통지가 된다. 안전원은 시행규칙 제9조(신청에 대한 검토 등) 제4항에 따라 먼저 부작용 발생의 원인으로 의심되는 품목의 의약품 제조업자에게 그 품목에 대하여 피해구제급여가 신청된 사실을 통지한다.[3] 이때 제약회사는 해당 건으로 분쟁 또는 보상 여부를 안전원에 알려야 하고, 해당 품목과 의심 부작용과의 인관관계에 대해 제조사의 의견을 개진할 수 있다. 시행규칙 제12조(지급방법 등) 제4항에 따라 안전원은 피해구제급여를 지급하기로 결정한 경우 해당 제조업자에게 지급 결정 사실을 통지해야 한다.[3] 제약회사는 공문을 통해 급여 지급액과 급여 지급일을 알 수 있고, 다음 해에 해당 지급액의 25%를 추가부담금으로 납부해야 한다.

안전원이 발간한 5년간(2015~2019년) 피해구제 사업운영 현황을 보면 〈그림 1〉과 같다.[1] 신청 건수는 2015년 본격적인 사업 시작

① 신청 현황 (19. 12. 31 기준)

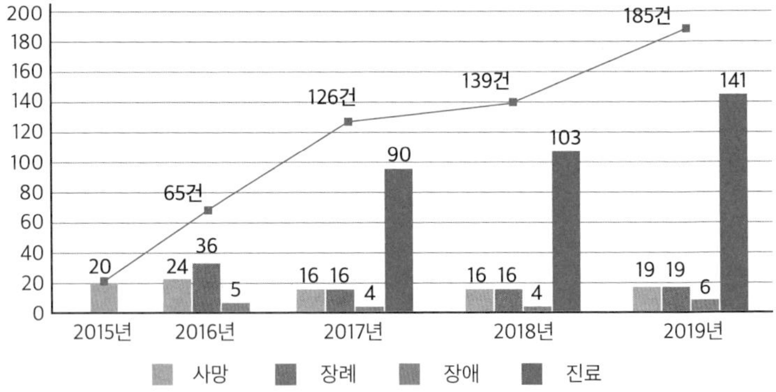


② 보상 현황 (19. 12. 31 기준)

유형별 지급 건수(건)

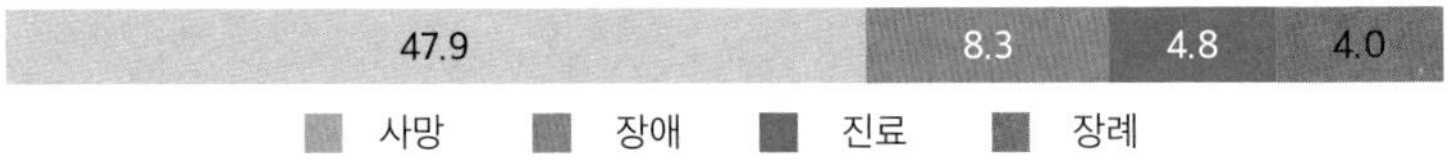


유형별 지급 금액(억 원)

③ 지급 결정 현황 (19. 12. 31 기준)

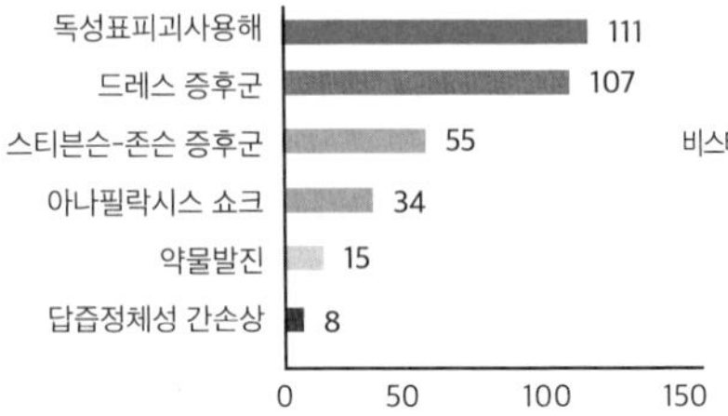


주요 부작용 현황(건)

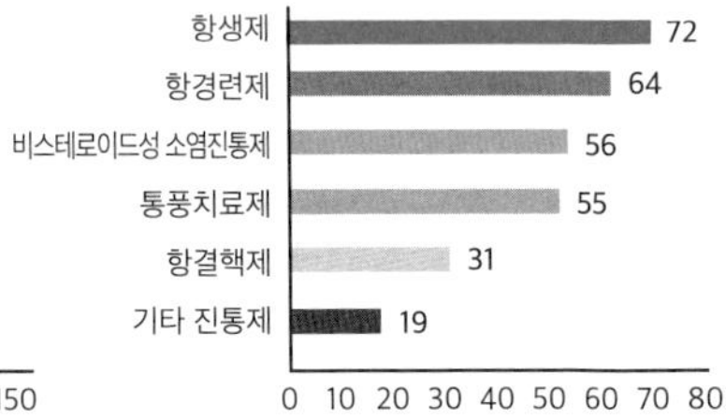


원인 의약품 현황(건)

〈그림 1〉 피해구제 사업운영 현황[1]

후 해마다 증가하고 있으며(2022년 208건으로 증가[6]), 2017년 진료비까지 확대된 이후 진료비 신청 건이 70% 이상을 차지하고 있다. 보상 현황은 지급 건수로 보면 진료비가 63%를 차지했고, 지급 금액은 사망일시보상금이 누적 48억(74%)으로 가장 많았다. 지급결정 현황은 주요 부작용으로 독성표피괴사용해와 드레스 증후군 같은 중증 피부이상반응이 많았고, 원인 의약품으로는 항생제, 항경련제, 소염진통제, 통풍치료제가 높은 빈도를 보였다.

사업 주관기관인 식약처와 운영기관인 안전원의 노력 및 부담금을 납부하는 제약회사의 기여로 짧은 기간 내 피해구제 제도가 잘 정착했고, 신청 건수 증가와 보상 범위 확대 등 많은 발전이 있었다. 제도의 적극적인 홍보를 통해 사회적 갈등을 줄이고, 의약품 부작용 피해를 본 환자들이 많은 도움을 받기를 바란다. 피해구제 제도에 궁금한 점은 안전원에 상담(1644-6223, 14-3330)할 수 있으며, 의약품안전나라(https://nedrug.mfds.go.kr/cntnts/230)를 통해 피해구제 신청서를 접수할 수 있다.

## 참고문헌

1. 의약품 부작용 피해구제 사업 소개. 식품의약품안전처/한국의약품안전관리원
2. 약사법. 2023. 4. 8
3. 의약품 부작용 피해구제에 관한 규정 시행규칙. 2023. 6. 29
4. 감염병의 예방 및 관리에 관한 법률. 2023. 5. 19
5. 공중보건 위기대응 의료제품의 개발 촉진 및 긴급 공급을 위한 특별법. 2023. 3. 28
6. 의약품 부작용 피해구제 2022년 접수 및 심의 현황. 한국의약품안전관리원. 2023. 1

감사의 글
본 챕터는 의약품안전관리원 최문진 님에게 검토와 교정을 받았습니다.

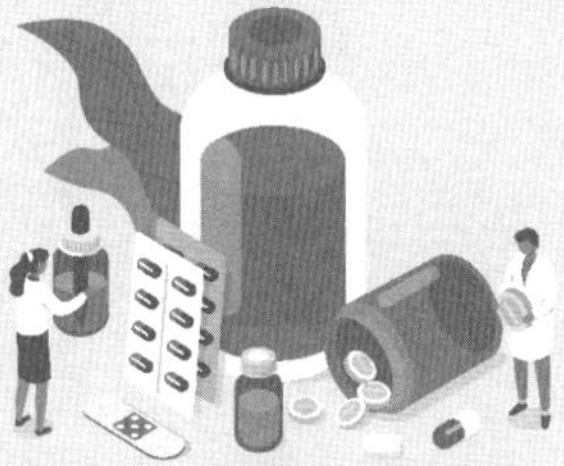

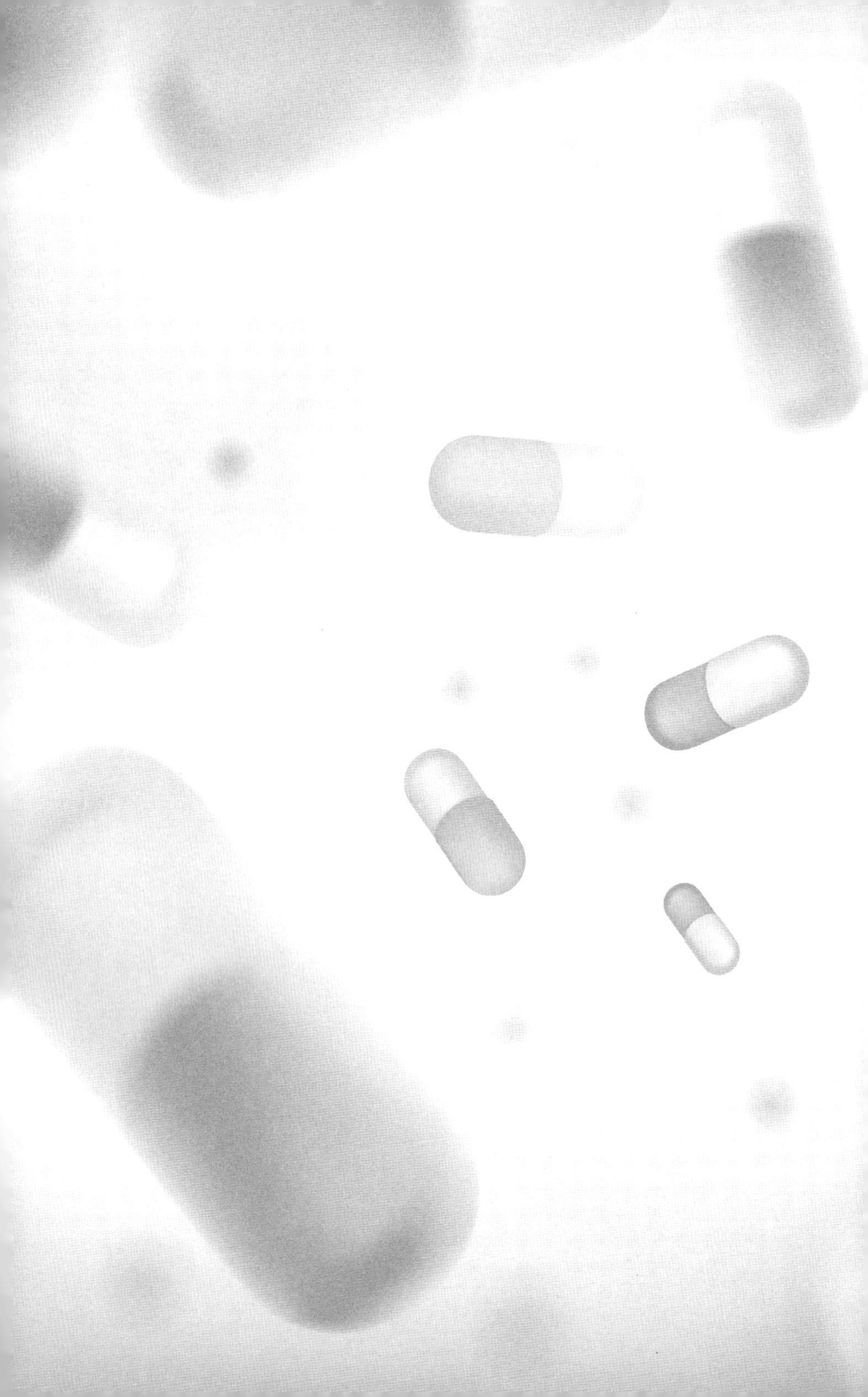

# V

# 협업 편

## 1. 메디코마케팅(마케팅팀 · 사업부)

**의약품 전체 생명주기에 걸쳐 의학부와 마케팅 간 긴밀한 협력**

제약회사가 장단기 사업 전략 수립이나 여러 의사결정 시 환자의 충족되지 않은 의학적 요구Unmet Medical Needs, 의사들의 실제 진료 상황Clinical Practice 및 임상연구결과를 바탕으로 한 임상 근거Clinical Evidence 등이 중요한 고려사항이 된다. 제약회사의 여러 부서 중에서 의학부가 이런 의학적 요구, 진료 상황 및 임상 근거를 가장 잘 알고 있으므로 의학부의 역할이 중요하고, 다른 부서와 학술 정보 공유 및 다양한 협업이 필요하다(〈그림 1〉). 협업 편에서는 의학부가 다른 부서와 협업 시 어떤 역할과 기여를 하는지 설명하고자 한다.

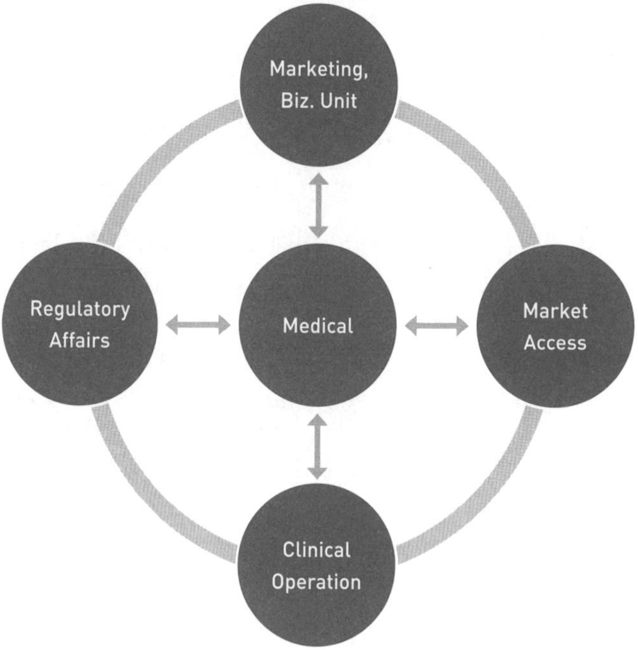


〈그림 1〉 의학부와 주요 협력 부서

마케팅 전략이나 메시지는 소비자가 어떤 제품이나 서비스를 구매할 때 큰 영향을 미치는데 제약 마케팅은 독특한 특성이 있다. 전문의약품을 판매하는 제약회사는 환자에게 직접 판촉·광고 활동을 할 수 없고, 실제 의약품을 처방하는 의사에게만 가능하다. 이때 마케팅팀은 임상 근거를 바탕으로 판촉 · 광고 활동을 해야 하므로 임상 근거에 정통한 의학부와 의약품의 전체 생명주기에 걸쳐 긴밀하게 협업Medico-Marketing Collaboration이 필요하다. 의학-마케팅 협업의 대표적인 사례들을 소개한다.

### 브랜드 전략 수립과 실행

의학-마케팅 협업의 가장 중요한 부분은 의약품의 브랜드 전략을 세우고 이에 따른 활동을 실행하는 것이다. 다국적 회사의 경우 본사 방향 · 전략과 국내 특이적인 시장 및 임상 상황을 고려하고, 브랜드와 관련된 다양한 부서의 이해당사자들과 의견조율이 필요하다. 해당 제품이 사용되는 질환의 국내 역학적인 상황은 어떤지, 의사들은 그 질환을 어떻게 치료하는지, 환자들은 어떤 충족되지 않은 니즈가 있는지, 자사 제품은 그런 니즈를 충족시킬 수 있는지, 기존 치료나 경쟁품 대비 어떤 점을 차별화할 수 있는지 등을 고려하여 브랜드 전략을 세운다. 보통 3사분기에 다음 해 브랜드 전략과 그에 따른 각 부서의 활동 계획을 세우고 필요한 예산을 확보한다. 의학부는 학술 교류나 자문회의 등을 통해 의사들로부터 얻은 중요한 정보나 식견(인사이트)을 수시로 마케팅팀에 공유하고, 필요 시 브랜드 전략을 수정하거나 활동 계획에 반영한다. 의학부 학술 담당자는 마케팅 담당자와 브랜드 전략에 따른 서로의 활동 상황을 주기적으로 점검하면서 주요 이슈를 공유하고, 역할 분담이나 일정을 조율한다.

### Thought Leader 개발 · 관리

인터넷이나 사회관계망서비스SNS 등을 통해 다른 소비자에게 커다란 영향력을 미치는 사람을 인플루언서라 하듯이 의학계에서 특정 질환에 대한 전문성을 바탕으로 동료 의사들에게 영향력을 미치는 사람을 Thought Leader TL라 한다. 예전에는 TL 개발·관리를 마케팅팀이 주도했으나 판촉 규정이 강화되고 자사 제품의 학술 가치를 대변할 수 있는 고객 중심으로 TL을 개발하면서 의학부가 주도하거나 마케팅팀과 함께 통합하여 TL을 관리하고 있다. 의학부와 마케팅팀은 제품(군)별로 TL 리스트를 선정하고, 이분들의 제품 인지도나 인식을 어떻게 향상시킬 것인지 논의하여 회사의 다양한 활동에 참여시킨다. 주기적으로 TL들의 인식 변화를 확인하고, 긍정적인 고객 경험을 통해 TL들이 스스로 자사 제품의 가치를 동료 의사들에게 전달할 수 있도록 함께 노력한다. 최근에는 학회 영향력이나 출판 실적보다는 인터넷이나 SNS상에서 영향력이 있는 상대적으로 젊은 분들을 별도의 Digital TL로 선정하기도 한다.

### 학술 심포지엄 · 세미나

제품의 주요 유효성·안전성정보, 최신 임상결과 및 경쟁품과 차별화 메시지 등을 전달하기 위해 학술 행사를 진행하는데 한국에서 이런 행사를 '제품설명회'라 한다. 보통 대규모 제품설명회는 마케팅팀이 기획 및 진행하고 예산을 부담한다. 하지만 준비단계에서 마케팅팀과 의학부는 브랜드 전략에 따라 아젠다, 주제 및 연자를 선정하고, 메시지 전달을 위해 어떤 임상 결과를 강조할 것인지 논의한다. 의학부는 연자가 요청하는 경우 제품과 관련된 학술 자료를 전달할 수 있으며, 자료의 이해를 돕기 위해 연자 교육Speaker Training을 진행하기도 한다. 학술 행사의 내부 승인도 필요한데 의학부는 제품의 허가사항에 맞게 아젠다와 주제가 구성됐는지, 선정된 연자는 적절한지 등을 평가한다. 학술 행사의 규모가 크지 않은 경우 의학부 학술담당자가 직접 발표하기도 하는데 제품의 허가사항 내에서 임상 결과에 기반한 객관적이고, 균형된 정보를 비판촉적으로 전달해야 한다. 코로나19 이후 온라인 심포지엄(웨비나)이 활발해짐에 따라 의학부 자체적으로 진행하는 순수한 학술 목적의 행사도 시도되고 있다.

### 판촉물 사전 논의 및 검토

마케팅팀은 브랜드 메시지를 전달하기 위해 보건의료전문가를 대상으로(전문의약품은 대중광고가 허용되지 않는다) 다양한 판촉물을 제작한다. 마케팅팀은 브랜드 전략에 따라 전달하고자 하는 메시지가 임상 근거에 의해 뒷받침되는지, 논문에서 어떤 결과를 강조할지, 경쟁품 대비 차별점은 무엇인지 등을 의학부와 미리 상의하는 것이 좋다. 나중에 판촉물 검토 단계에서 논의를 시작하면 근거가 빈약하거나 해당 메시지를 사용할 수 없을 때 판촉물을 다시 만들어야 할 수도 있기 때문이다. 판촉물 초안이 나오면 회사의 정해진 절차에 따라 검토 · 승인 과정을 거치는데 이 과정에서 의학정보팀이 중요한 역할을 한다. 마케팅팀은 창의적이거나 감성적인 임팩트 있는 메시지를 전달하기 원하지만 의약품은 임상 근거를 기반으로 정확하고, 객관적인 사실만 전달해야 하므로 의학정보팀은 약사법과 광고 규정을 바탕으로 검토 의견을 전달한다.

### 내부 직원 교육

예전에는 사내에 영업담당자를 위한 트레이너가 별도로 있었으나 요즘은 있더라도 주로 영업활동을 위한 기술적인 교육만 담당한다. 영업이나 마케팅 담당자를 위한 질병 및 제품 교육은 의학부의 역할인데 주로 메디컬 어드바이저나 MSLMedical & Scientific Liaison이 담당한다. 보통 마케팅팀이 브랜드 전략, 고객에게 전달하고자 하는 메시지, 최신 논문, 경쟁 상황 등을 바탕으로 영업담당자의 교육 필요성을 파악하여 의학부에 교육을 요청한다. 영업담당자가 실제 영업 일선에서 고객들에게 자주 듣는 질문을 미리 알려주면 해당 질문들 위주로 교육 내용을 준비하여 효율적인 교육이 될 수 있다. 주요 학술대회에서 발표된 최신 임상연구결과를 요약하여 교육하기도 한다.

### 임상연구

의학부가 시판후조사PMS나 허가 후 4상 연구를 진행할 때 마케팅팀의 협조가 필요할 수 있다. 먼저 시판후조사는 제품이 사용되는 병원에서 진행되어야 하므로 마케팅팀이 해당 제품을 어느 병원에 리스팅할지 알려줘야 한다. 리스팅되는 병원 중에서 연구 피저빌리티 후 참여 기관을 선정한다. 허가 후 4상 연구도 전략적인 측면에서 마케팅팀과 논의가 필요할 수 있다. 실제 임상진료 환경에서 제품의 유효성과 안전성을 추가로 확인하는 관찰연구나 경쟁품과 직접 비교하기 위한 임상시험이 필요할 때 연구 콘셉트 단계에서부터 마케팅팀과 상의한다. 신약의 허가와 출시를 준비하는 단계에서도 해당 질병의 역학이나 질병부담을 조사하거나 기존 치료제들의 사용 패턴이나 비용 등을 확인하는 연구를 기획할 때도 마케팅팀이나 타 부서와 논의가 필요할 수 있다.

이 밖에 마케팅팀이 담당하는 시장조사, 환자 지원프로그램, 기부활동 등에도 의학부가 학술적인 또는 규제적인 관점에서 조언할 수 있다. 의학부와 마케팅팀 간 협업이 매우 중요하지만 의학부와 마케팅팀의 관점이나 우선순위가 다르기 때문에 업무 갈등이 발생할 수 있다. 담당자들은 양 부서의 관점과 전문성을 존중하고, 업무와 관련된 규정과 표준작업지침서를 잘 준수하면 갈등을 최소화할 수 있을 것이다. 협업이 중요하다고 모든 정보를 공유하고, 함께 논의하여 의사결정을 하지는 않는다. 예를 들어 연구자주도 연구Investigator Initiated Research나 출판Publication은 완전히 학술 목적으로 진행되므로 최소한의 정보만 공유하고, 마케팅팀이 의사결정에 영향을 미치거나 마케팅 예산을 사용하지 않도록 주의해야 한다. 의학부는 마케팅팀의 협력자인 동시에 학술적인 측면에서 균형을 잘 맞춰야 한다.[1]

**참고문헌**

1. 제약의학회. 제약의학 개론. 2008.

## 2. 임상시험(임상팀)

### 성공적인 임상시험을 위한 조력자 역할

다국적 제약회사는 과거 CDMAClinical Development & Medical Affairs라 하여 임상개발부와 의학부가 합쳐져 있었다. 조직이 커지면서 신약 허가를 위한 임상시험(임상개발부)과 허가 전후 학술 커뮤니케이션(의학부)의 다른 시점과 전문성으로 인해 지금은 두 조직이 분리되어 임상시험 조직은 연구개발R&D 소속인 경우가 많다. 한국 지사도 글로벌 임상시험을 운영하는 팀(부서)이 의학부 소속이기보다는 본사 임상개발 조직으로 직접 보고하고 있어 서로 간의 정보 교류와 협업이 중요한 이슈가 됐다.

의약품 허가 후 재심사를 위한 시판후조사PMS나 기타 관찰연구는 보통 의학부에서 담당하지만 회사에 따라서는 임상팀에서 통합 운영 · 관리하기도 한다. 허가 후 4상 임상시험은 회사에 따라 임상팀에서 진행하기도 하고, 의학부에서 진행하기도 한다. 본 챕터에서는 의학부가 허가 목적의 글로벌 임상시험을 진행하는 임상팀과 어떻게 협업하는지 살펴보고자 한다. 글로벌 임상시험을 담당하는 한국 조직의 규모와 명칭은 회사별로 다르지만 여기서는 '임상팀'으로 통일한다.

### 임상시험 전략

본사가 진행하는 글로벌 임상시험(1상~3상)은 개발 중인 신약의 허가를 목적으로 하는데 임상 단계나 필요한 대상자 수에 따라 참여하는 나라 규모가 달라진다. 한국이 가능한 많은 임상시험에 참여하면 좋겠지만 본사는 제약 시장 규모, 허가 규정, 임상시험 인프라, 자료의 질, 인건비 · 비용, 대상자 모집 속도, 질병 역학 등을 고려해서 참여하는 나라를 선정한다.

한국이 글로벌 임상시험에 참여할 때는 두 가지 목적이 있다. 첫 번째는 해당 신약을 한국에서 허가받기 위해 한국인의 안전성 · 유효성 자료(가교자료)를 생성하는 것이다. 두 번째는 전체 대상자를 모집하는데 한국이 기여하는 것이다. 먼저 신약 허가를 위해 1~2상 시험은 전체 대상자가 적어 한국이 참여하더라도 가교자료를 생성하기 어려우므로 보통 3상 시험을 목표로 한다. 식약처는 전체

결과와 한국 결과를 비교하여 일관성을 확인하기 위해 보통 3상 시험에 한국 환자가 전체의 10% 또는 100명 이상 등록하기를 요구한다. 따라서 여러 3상 시험에 한국 대상자를 조금씩 등록하기보다는 하나의 3상 시험에 참여하더라도 많은 대상자 수를 확보하는 것이 가교 전략에 유리하다.

글로벌 3상 시험에 참여하지 못하면 한국에서 로컬 1상 또는 3상 시험을 별도로 진행해야 하는데 이것은 매우 어려운 옵션이다. 임상팀과 의학부가 전략을 잘 세워 본사와 미리 커뮤니케이션하고, 어떤 3상 시험에 참여할지 결정하고, 그 3상 시험에 최대한 많은 한국인 환자 수를 확보해야 한다. 국내 제약사가 신약개발을 위해 글로벌 임상시험을 하는 경우 한국인 대상자를 얼마나 포함시켜야 하는지는 식약처와 사전 논의가 필요하다.

### 피저빌리티feasibility 지원

신약의 특허기간은 정해져 있기 때문에 신약이 시판되어 최대한 비즈니스 성공을 이끌어내려면 임상시험을 최대한 빨리 완료해야 한다. 임상시험에서 대상자를 모집하는 데 가장 많은 시간이 소요되므로 어느 나라와 기관에서 어떤 시험자와 임상시험을 진행할지 결정하는 것은 매우 중요하다. 이런 의사결정을 위한 사전 평가 과정을 피저빌리티라 한다. 또한 피저빌리티는 시험자의 초기 피드백을 바탕으로 임상시험 디자인, 선정·제외 기준 및 임상시험 절차

의 세부 사항을 가다듬을 좋은 기회다.[1]

피저빌리티 시 해당 질병의 한국 역학, 임상시험계획서와 디자인이 한국의 일반적인 진료 상황에 부합 여부, 해당 질병의 표준치료 등도 평가되므로 본사에서 피저빌리티를 요청할 때 보통 의학부와 임상팀이 동시에 관여한다. 의학부는 피저빌리티에 잘 답변해줄 수 있는 대표적인 시험자를 추천하거나 피저빌리티 시 함께 방문하여 시험자의 학술적인 질문에 지원하는 역할을 한다. 피저빌리티가 온라인 설문으로 진행되는 경우 시험자가 이런 과정에 익숙하지 않으므로 의학부가 추가 연락을 통해 설문에 응답하도록 독려한다. 2023년부터 국가임상시험지원재단이 국내 임상시험 활성화를 위해 질환별 환자 수와 연구자 정보를 제공하는 '임상시험 타당성 조사Feasibility 지원사업'을 시작했으니 참고할 수 있겠다.[2]

### 기관 · 시험자 추천

한국이 임상시험에 참여하기로 결정되면 어떤 기관과 시험자를 본사에 추천할 것인지가 매우 중요한데 때로는 임상팀과 의학부 사이에 의견 차이가 있을 수 있다. 임상팀은 자체적인 데이타베이스, 기관의 임상시험 인프라, 경쟁시험, 시험자의 관심, 과거 임상시험 실적 및 순응도 등을 기반으로 고려한다. 의학부는 시험자의 해당 적응증에 대한 전문성, 학계에서의 영향력, TLThought Leader인지 여부, 해당 신약이 시판했을 때 파트너십 등을 고려해 임상팀에 추천한다.

임상팀과 의학부가 보는 관점이 다를 수 있으나 성공적인 대상자 모집, 수집되는 자료의 질 확보 및 시험기간 동안 회사와의 긴밀한 소통과 협조를 고려해 최선의 기관과 시험자를 본사에 추천한다. 참여 기관과 시험자는 피저빌리티 결과를 바탕으로 본사가 최종 결정하므로 시험자에게 임상시험 참여 여부를 미리 약속하지 않도록 주의한다. 또 기관·시험자 추천 시 사업부가 관여해서는 안 된다.

### 임상시험 문서의 번역 검토

임상시험에서 가장 중요한 문서는 임상시험계획서, 시험대상자 설명문과 동의서다. 글로벌 임상시험의 모든 문서는 영어로 작성되므로 국문으로 번역하여 식약처와 각 기관의 심사위원회에 제출해야 한다. 임상팀에서 번역의 정확성을 먼저 검토하지만 의학부가 의과학적인 관점에서 다시 검토하고, 특히 설명문과 동의서는 환자가 잘 이해할 수 있는 용어로 번역됐는지 확인한다. 각 기관에서 임상시험 코디네이터는 보통 한글 시험계획서를 참고하므로 번역을 잘 감수해야 한다.

### 약물·질병 교육

임상팀의 임상시험 모니터 요원을 CRAClinical Research Associate라고 하는데 이들은 임상시험 진행 과정을 감독하고, 해당 임상시험이 시험계획서, 표준작업지침서 및 관련 규정에 따라 실시·기록되는지를 검토 및 확인하는 모니터링을 담당한다.[3] 의학부는 CRA가 계획서를 명확히 이해하고 효과적인 모니터링을 위해 해당 신약의 작용기전, 이전 임상시험 결과 및 목표 적응증의 질환과 표준치료에 대해 전반적인 교육을 제공한다. 모니터링 과정에서 궁금한 점이나 시험자나 코디네이터의 의과학적인 질문에 대해서도 의학부가 조언할 수 있다. 임상시험이 끝난 후 결과를 교육하기도 한다.

### 응급상황 시 정보 제공

임상시험 의뢰자(스폰서)는 임상시험 중 응급상황 발생 시 시험자, 대상자, 또는 응급실 의사가 필요한 정보를 바로 얻을 수 있도록 응급 연락처를 제공하는데 이는 의학부 담당자(보통 메디컬 어드바이저)에게 연결된다. 의학부 담당자는 임상시험 정보와 임상시험용의약품의 성분, 작용기전, 안전성 프로파일, 해독제, 과량 투여 시 조치 등에 대해 설명할 수 있다. 대상자의 의학적 치료나 중재에 대한 조언은 담당 의사의 역할이므로 의학부 담당자가 해서는 안 된다.

눈가림 시험에서 응급실 의사가 긴급한 치료 결정을 위해 눈가림 해제Unblinding를 요청하는 경우 의학부 담당자는 내부 절차에 따라 눈가림 해제 결과를 전달받아 응급실 의사에게 알린다. 임상팀은 응급 연락 카드와 의학부 담당자의 연락처를 최신 상태로 업데이트하고, 연결이 잘 되는지 확인해야 한다. 의학부 담당자는 임상시험, 해당 시험약 정보 및 눈가림 해제에 필요한 절차를 잘 숙지해야 한다.

### 약물이상반응 보고

의뢰자는 임상시험 중 발생하는 중대하고 예상하지 못한 약물이상반응Suspected, Unexpected, Serious Adverse Reaction: SUSAR 등 안전성 정보를 식약처에 보고해야 한다.[3] 특히 SUSAR를 평가 및 보고하는 과정에서 눈가림이 해제되는 경우가 발생할 수 있으므로 이러한 업무는 임상시험 담당자가 관여해서는 안 되며 의학부 약물감시팀에서 담당한다. SUSAR를 포함한 안전성정보가 적절하게 보고될 수 있도록 임상시험 승인, 진행, 중단, 완료 등의 정보도 약물감시팀에 공유해야 한다.

이 밖에도 의학부가 연구자미팅이나 기관 개시 미팅 참석, 시험약의 부작용으로 인한 보상 여부 결정, 시험자와 관련된 이슈 해결, 다른 부서와 임상팀 간 가교 역할 등 다양한 기여를 할 수 있다. 임상시험 수행 자체는 임상팀에서 하지만 임상시험 전주기에 걸쳐 의학부와의 의사소통, 정보교류 및 협업이 매우 중요하다. 의학부는 신약의 작용기전과 특성 및 적응증이 되는 질병과 표준치료를 잘 알고, 보통 시험자와 좋은 관계를 유지하고 있기 때문에 성공적인 임상시험을 위한 훌륭한 조력자 역할을 할 수 있다.

**참고문헌**

1. Better Feasibility for Global Clinical Trials. PRA International White Paper. July 2007.
2. 임상시험 타당성조사 지원사업. 국가임상시험지원재단. 2023. 6
3. 의약품 임상시험 관리기준. 의약품 등의 안전에 관한 규칙 [별표 4]. 2022. 12. 7

## 3. 품목허가(RA팀)

**허가 전략 수립 · 본사와의 소통 · 자료 검토 · 외부 자문 등 많은 역할 수행**

임상팀은 임상시험을 통해 신약의 유효성과 안전성 데이터를 생성하고, Regulatory AffairsRA는 품질, 비임상 및 임상시험 자료를 정해진 양식으로 정리하여 규제기관에 품목허가를 신청한다New Drug Application: NDA. RA는 품목허가 승인 후에도 의약품 전주기에 걸쳐 재평가와 품목 갱신을 통해 허가를 유지하고, 제품 허가사항을 최신 상태로 관리한다. RA 업무는 의약품 전주기에 걸쳐 있지만 품목허가가 가장 중요하므로 다국적 제약사 관점에서 품목허가를 위해 어떤 자료를 제출해야 하는지, 그 과정에서 의학부와 어떻게 협업하는지 설명한다.

약사법 제31조(제조업 허가 등) 제2항에 따라 의약품 제조업자가 그 제조한 의약품을 판매하려는 경우 품목별로 제조판매 품목허가를 받거나 품목신고를 해야 한다.[1] 이때 해당 품목이 신약 또는 식약처가 지정하는 의약품인 경우 품질자료, 비임상시험자료, 임상시험자료 등을 포함한 안전성 · 유효성 등에 관한 자료를 제출해야 한다(제10항).[1] 다국적 제약사의 한국지사는 보통 본사에서 제조한 의약품을 수입하므로(수입업자) 약사법 제42조(의약품 등의 수입허가 등) 제1항에 따라 수입 품목마다 식약처의 허가를 받거나 신고해야 하며, 허가받거나 신고한 사항을 변경하려는 경우도 동일하다.[1]

신약은 품목허가 대상이며, 제조판매나 수입 품목허가를 받으려는 자가 제출해야 하는 서류는 의약품 등의 안전에 관한 규칙 제4조(제조판매 · 수입 품목의 허가 신청)의 제1항 제1호부터 12호까지 명시돼 있다.[2] 이중 의학부와 협업이 필요한 서류는 제1호 안전성 · 유효성에 관한 자료와 제11호 위해성관리계획인데 위해성관리계획은 약물감시 편에서 소개했으니 이번 챕터에서는 안전성 · 유효성에 관한 자료 중심으로 설명한다.

의약품 안전규칙 제9조(안전성 · 유효성에 관한 자료)는 안전성 · 유효성에 관한 자료로 다음 각 호의 자료를 명시했다.[2] 제8호의 자료를 제외하면 FDA와 EMEA(유럽의약품평가청)에 허가 신청을 위한 다음 자료들이 대부분 준비되어 있으므로 한국지사의 RA는 본사로부터 자료를 받아 이를 제출양식에 맞게 작성 및 번역하여 식약처에 제출한다.

- 1호, 기원 또는 발견 및 개발 경위에 관한 자료.
- 2호, 구조결정, 물리화학적 성질에 관한 자료.
- 3호, 안정성에 관한 자료.
- 4호, 독성에 관한 자료.
- 5호, 약리작용에 관한 자료.
- **6호, 임상시험성적에 관한 자료.**
- 7호, 외국의 사용현황 등에 관한 자료.
- 8호, 국내 유사 제품과의 비교검토 및 해당 의약품 등의 특성에 관한 자료.

특히 제6호인 '임상시험성적에 관한 자료'가 핵심으로 임상시험자료집, 가교자료, 생물학적동등성시험에 대한 자료가 포함되는데 이들 자료의 준비가 허가 일정과 품목허가에 매우 중요하다.[3] 임상시험자료집Clinical Data Package은 의약품의 약동학, 약력학, 용량반응, 안전성 · 유효성, 시판 후 사용 경험 및 증례기록서와 개별 환자 목록 등에 관한 정보가 포함된 국내 · 외 임상시험 성적에 관한 자료를 말한다.[3] 가교자료Bridging Data는 국내 · 외에 거주하는 한국인을 대상으로 한 시험자료로서 임상시험자료집에서 발췌하거나 선별한 자료 또는 가교시험으로부터 얻은 자료를 말한다.[3] 가교시험

Bridging Trial은 의약품의 안전성 · 유효성에 관한 민족적 요인에 차이가 있어 외국임상자료를 그대로 적용하기 어려워 국내에서 한국인을 대상으로 가교자료를 얻기 위해 별도로 실시하는 시험이다.[3]

다국적 제약사는 신약인 경우 가교자료를 제출해야 하는데 국내에서 한국인을 대상으로 별도로 가교시험을 실시하기는 어려우므로 글로벌 3상 시험에 참여하여 가교자료를 생성하는 것이 일반적이다. 가교자료를 위해 글로벌 3상 시험에 포함되어야 하는 한국인 대상자 수의 구체적인 기준은 없으나 식약처는 통상 한국인 100명 이상 또는 전체 대상자의 10% 이상을 기대한다. 한국인의 안전성와 유효성이 전체 시험대상자의 것과 유의한 차이가 없음을 입증하기 위해 충분한 수를 확보하는 것이 필요하다. 한국인 대상자 수가 적으면 민족적 요인이 없더라도 데이터 변동성이 커져 전체 결과와 일관된 결과가 나오지 않을 수도 있기 때문이다.

외국임상자료로부터 가교전략을 수립하고자 하는 경우 의약품의 품목허가 · 신고 · 심사 규정 〔별표 6〕인 '외국임상자료 등에 대한 검토 및 가교시험 결정방법'을 따른다.[3] 특히 유효성에 대한 외국임상자료의 평가방법은 〔별첨 1〕인 〈그림 1〉을 따른다.[4]

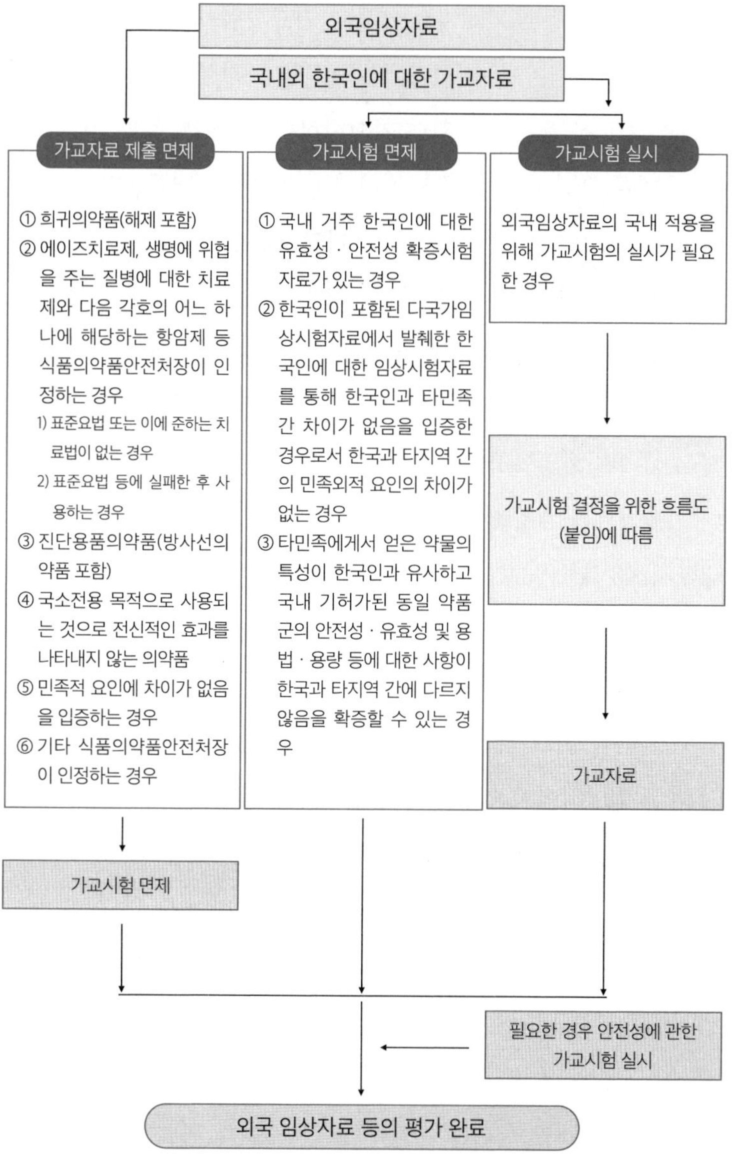


〈그림 1〉 외국임상자료 등의 평가방법[4]

희귀의약품 등은 가교자료 제출과 가교시험이 면제되어 외국임상자료만으로 평가될 수 있다(〈그림 1〉 좌측). 하지만 대부분의 신약은 가교자료를 제출하기 위한 가교시험이 필요한데 〈그림 1〉 가운데 세 가지 조건 중 하나를 만족하면 가교시험이 면제된다. 글로벌 임상시험에 포함된 한국인 자료로 가교자료를 생성하여 가운데 두 번째 사례를 입증하여 품목허가를 얻는 것이 일반적이다. 따라서 다국적 제약사는 한국지사는 글로벌 임상시험에 참여하는 것이 신약 허가에 매우 중요하다. 가교자료 제출 면제나 가교시험 면제 대상이 아니면 외국임상자료의 국내 적용을 위해 가교시험을 실시하여 가교자료를 제출해야 한다(〈그림 1〉 우측). 외국임상자료 또는 국내에서 실시된 가교시험 결과 한국인에 대한 해당 약물의 안전성 양상을 추가로 확인할 필요가 있는 경우 안전성에 관한 가교시험을 요구할 수도 있다.[4]

외국 임상시험자료를 한국인에 그대로 적용하기에는 의약품의 안전성 · 유효성의 민족 간 차이에 영향을 미치는 내적요인(유전적, 생리적 소인 등)과 외적요인(문화, 환경 등)을 배제할 수 없다. 따라서 임상시험성적에 관한 자료에 해당 의약품에 대한 민족 간 요인의 차이를 입증하기 위한 과학적인 설명자료를 포함하고, 안전성과 유효성이 영향을 받을 수 있는 정도를 기술하여 외국 임상시험자료의 국내 적용에 대한 평가를 용이하게 해야 한다.[3] 이를 위해 ICH E5 부록 D를 참고하여 약물의 특성에 따라 민족적 감수성 여부를 예측할 수 있다.[5] 약동학적 특성이 선형적인Linear 경우, 유효성과 안전성에 대한 약력학적 곡선이 완만한Flat 경우, 치료용량 범위가 넓은 경우, 대사가 최소화 또는 여러 경로로 대사되는 경우, 생체이용률이 높은 경우, 단백 결합 가능성이 낮은 경우, 약물 간, 약물-음식 간 및 약물-질병 간 상호작용 가능성이 적은 경우, 전신 작용기전이 아닌 경우, 오용 가능성이 적은 경우, 병용투여 가능성이 적은 경우 해당 약물의 민족적 감수성이 적고less likely, 가교시험의 필요성이 적어진다.[5]

품목허가를 위한 전반적인 과정은 RA가 주도하지만 성공적인 승인을 위해 의학부와의 협업이 매우 중요하다. 의학부는 신약 특성에 따른 허가 전략 수립, 글로벌 임상시험 참여 및 한국인 대상자 수 확보를 위한 본사와의 소통, 임상시험성적에 대한 자료 검토, 가교자료의 검토와 해석, 식약처 안전성 · 유효성 검토의견에 대한 조언, 외부 전문가 의견이 필요한 경우 자문 등 많은 기여를 한다. 제품 허가사항Label에 대해서도 의과학적 검토를 한다. 의학부 학술담당자는 품목허가 관련된 규정, 자료요건, 절차, 일정 등을 잘 이해하고, RA가 협조 요청 시 충분한 학술 전문성을 제공할 수 있어야 한다.

**참고문헌**

1. 약사법. 2023. 4. 8
2. 의약품 등의 안전에 관한 규칙. 2023. 3. 8
3. 의약품의 품목허가/신고/심사 규정. 식약처 고시. 2021. 11. 11
4. 외국임상자료 등에 대한 검토 및 가교시험 결정방법. 의약품의 품목허가/신고/심사 규정 [별표 6]
5. Ethnic factors in the acceptability of foreign clinical data. ICH E5. 1998.

# 4. 의약품 급여(마켓액세스팀)

## 최적의 급여 대상군 설정 및 학술적 지원

제약회사는 연구·개발을 통해 혁신적인 신약을 개발하여 규제기관에 허가를 신청한다. 식품의약품안전처는 신약의 품질, 안전성 및 유효성이 인정되면 신약을 허가한다. 건강보험심사평가원Health Insurance Review & Assessment Service: HIRA(이하 심평원)은 제약회사가 신약의 급여를 신청하면 급여 적정성을 평가하여 보험급여 여부를 결정한다. 급여 대상으로 결정된 신약은 국민건강보험공단National Health Insurance Service: NHIS(이하 건보공단)에서 제약회사와 가격 협상을 통해 최종 약가를 결정한다. 신약이 어떤 과정을 거쳐 급여 목록에 등재되는지, 이 과정에 의학부가 어떤 역할을 하는지 알아보고자 한다.

먼저 역사를 살펴보면 한국의 의료보험은 1963년 의료보험법의 제정으로 처음으로 시작됐고, 1989년 전 국민 의료보험을 달성했다.[1] 1999년 국민건강보험법이 제정되어 건강보험 심사평가기관의 신설과 보험자의 단일화를 위한 기틀을 마련했다.[1] 2000년 7월부터 모든 의료보험이 국민건강보험으로 통합되어 건강보험시대가 시작됐고, 심평원과 건보공단이 설립되어 업무를 개시했다.[1] 의약분업도 이때부터 실시됐다. 건강보험 재정을 위해 모든 국민은 매달 건강보험 보험료를 납부한다. 보험료율은 해마다 꾸준히 증가하여 직장가입자의 경우 2023년 보험료율은 7.09%에 이르렀다.[2]

건강보험에서 약제비 비중이 증가함에 따라 약제비 지출구조를 합리화하고 건강보험 재정 건전화를 위해 2006년 12월부터 '약제비 적정화 방안'을 시행했다.[3] 모든 의약품을 건강보험에 등재하는 방식Negative List System에서 비용 대비 효과가 우수한 약만 보험 적용하는 선별등재방식Positive List System으로 전환했다.[3,4] 의약품 급여 정책의 큰 변화로 제약회사는 이때부터 경제성평가 전문가 등을 채용하고 별도 팀을 신설했는데 이 팀을 보통 Market Access라 한다. 이 팀에서 신약의 급여와 가격 협상을 위한 전략 수립, 경제성평가, 제출 서류 준비, 심평원과 보험공단과의 소통 등 전반적인 절차를 담당한다.

국민건강보험법 제1조(목적)는 국민의 질병 · 부상에 대한 예방,

진단, 치료, 재활과 출산, 사망 및 건강증진에 대해 보험급여를 실시함으로써 국민보건 향상과 사회보장 증진을 목적으로 한다.[5] 제41조(요양급여) 제1항은 가입자와 피부양자의 질병, 부상, 출산 등에 대하여 요양급여를 실시하는데 제2호로 약제를 명시했고, 동조 제2항에서 약제의 범위는 제41조3에 따라 요양급여 대상으로 보건복지부가 결정하여 고시한 것이라 했다.[5] 따라서 제41조3(요양급여 대상 여부의 결정 및 조정) 제2항에 따라 약제의 제조업자나 수입업자는 보건복지부에 요양급여 대상 여부의 결정을 신청할 수 있고, 제3항에 따라 보건복지부는 요양급여 대상 또는 비급여 대상 여부를 결정하여 신청인에게 통보해야 한다.[5]

하위 보건복지부령인 '국민건강보험 요양급여의 기준에 관한 규칙(이하 요양급여기준)' 제10조의2(약제 요양급여의 결정신청 등) 제3항에 따라 신청인은 약제평가신청서에 다음 각 목의 서류를 첨부하여 심평원에 해당 약제의 경제성, 요양급여의 적정성 및 기준 등에 관한 평가신청을 한다.[6]

가. 제조(수입)품목허가증(신고서) 사본.
나. 판매예정가 산출 근거 및 내역에 관한 자료.
다. 비용과 효과에 대한 자료(동일하거나 유사한 약제와의 장점·단점 및 판매가의 비교 등).
라. 국내외의 사용현황에 관한 자료(개발국, 허가국가, 최초 허가 연

도, 국내 사용 건수 및 금액 등).

마. 해당 약제의 예상 사용량, 요양급여비용의 예상 청구 금액 및 그 근거에 관한 자료.

바. 국내외의 연구논문 등 그 밖의 참고 자료.

위 자료 작성에 대한 자세한 해설은 '신약 등 약제의 유용성 및 비용효과성 자료 제출범위 및 작성방법'을 참고한다.

제약회사가 약제평가신청을 하면 요양급여기준 제11조의2(약제에 대한 요양급여의 결정) 제1항에 따라 심평원은 150일 이내에 약제급여평가위원회의 심의를 거쳐 평가하고 평가결과를 신청인에게 통보한다.[6] 심평원은 동조 14항에 따라 약제에 대한 요양급여의 적정성을 효율적으로 평가하기 위해 외부 전문가로 구성된 약제급여평가위원회를 둔다.[6] 또한 제5조의2(중증질환심의위원회)는 중증(암) 환자에게 처방 · 투여되는 약제에 대한 요양급여 적용기준 및 방법에 대한 심의를 위해 심평원에 중증질환심의위원회를 별도로 두도록 했다.[6] 두 전문위원회의 의견이 평가결과에 매우 중요한데 위원회 간 기능의 중복이나 평가 기간 지연의 우려가 있다.

심평원은 '약제의 요양급여 대상 여부 등의 평가기준 및 절차 등에 관한 규정' 제4조(평가내용) 제1항에 따라 약제의 요양급여 대상 여부를 평가함에 있어 다음 사항을 주로 고려하는데 임상적 유용성

과 비용효과성이 핵심이다.[7]

1. 대체 가능성, 질병의 위중도, 치료적 이익 등 **임상적 유용성**.
2. 투약비용, 임상효과의 개선 정도, 경제성평가 결과 등 **비용효과성**.
3. 대상환자 수, 예상 사용량, 기존 약제나 치료법의 대체 효과 등 보험재정에 미치는 영향.
4. 제외국의 등재 여부, 등재 가격, 급여기준 등.

심평원은 위 사항의 검토결과를 종합적으로 고려하여 다음 각 호의 어느 하나에 해당하는 경우 요양급여 대상 약제로 선별할 수 있다(같은 규정 제5조 요양급여 대상 선별기준).[7]

1호. **임상적으로 유용하면서 비용효과적인 약제**로서 제외국의 등재 여부, 등재 가격 및 보험급여원리, 보험재정 등을 고려할 때 수용 가능하다고 평가하는 경우.

2호. 1호에 해당하지 않더라도 대체 가능한 치료 방법이 없거나 질병의 위중도가 상당히 심각한 경우 등 환자의 진료에 반드시 필요하다고 판단하는 경우.

3호. 경제성평가 자료 제출 생략 가능 약제로서 제외국의 등재 여부, 등재 가격 및 보험급여원리, 보험재정 등을 고려할 때 수용 가능하다고 평가하는 경우.

4호. 기타 보건의료에 미치는 영향을 고려하여 필요하다고 평가하는 경우. 2, 3, 4호에 해당 여부에 대한 세부 기준은 같은 규정의 제6조, 제6조의2와 제6조의3을 각각 참고한다.

특히, 제6조의2는 대상 환자가 소수이면서 다음 각 호 모두에 해당하는 약제의 경우 경제성평가 자료 제출을 생략할 수 있도록 했다.[7] 경제성평가가 불가능하거나 경제성평가로 적절한 ICERIncremental Cost-Effectiveness Ratio 값을 제시하기 어려운 경우 좋은 대안이 될 수 있다.

1호. 희귀질환 치료제나 항암제로서 대체 가능한 다른 치료법이 없는 경우, 또는 치료적 위치가 동등한 제품·치료법이 없고 생존을 위협할 정도의 심각한 질환에 사용되는 경우

2호. 대조군 없이 신청품 단일군 임상자료로 식약처 허가를 받은 경우, 또는 대조군이 있는 2상 임상시험으로 3상 조건부 없이 식약처 허가를 받은 경우, 또는 그 밖에 근거생산이 곤란하다고 위원회에서 인정되는 경우

3호. 외국조정평균가 산출의 대상 국가인 외국 8개국 중 3개국 이상에서 공적으로 급여되면서 약가가 확인되는 약제이거나 이에 준하여 급여되고 있는 약제

심평원은 평가 결과를 복지부에 보고하고, 복지부는 요양급여기

준 제11조의2 제7항에 따라 약제가 요양급여 대상으로 적정하다고 평가되면 건보공단에 신청인(제약회사)과 60일의 범위에서 약가 협상을 명령한다.[6] 건보공단은 건강보험 재정에 미치는 영향 및 약제급여평가위원회 평가결과 등을 고려하여 신청인과 협상하고, 그 결과를 복지부에 보고한다(제8항).[6] 협상 결과 합의가 이루어진 약제는 복지부가 30일 이내에 요양급여 대상 여부 및 약제의 상한금액을 결정하여 고시한다(제9항).[6] 신약의 보험급여 및 약가 결정을 위한 전체적인 과정과 일정은 〈그림 1〉과 같다.[8]

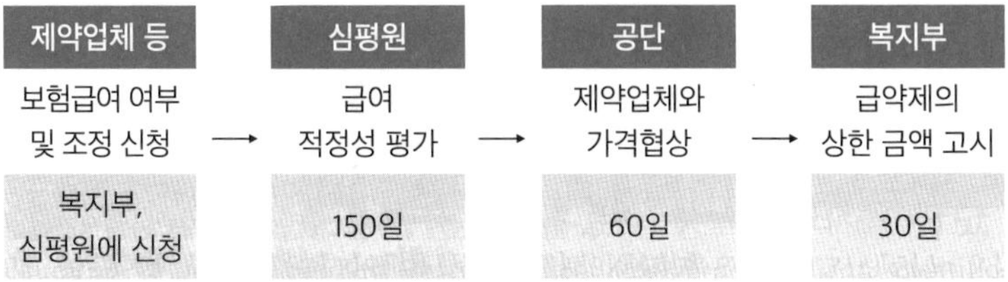


〈그림 1〉 급여 및 약가 결정 과정[8]

급여 적정성 평가기간은 규정상 150일이나 심평원의 평가, 전문위원회 심의, 신청자의 보완 및 재평가 등에 보통 1년~1년 반 정도가 소요되어 평가기간 단축에 대한 요구가 높다. 아무리 혁신적인 신약도 급여 목록에 등재되지 않으면 약가에 대한 부담으로 실제 환자에게 처방되기 어려우므로 품목허가부터 급여까지 기간을 단축하는 필요하다. 복지부는 2023년 6월, 허가심사부터 급여평가, 약가협상을 동시에 진행하는 '허가신청-급여평가-약가협상 병행 시험사업'의 대상 약제를 선정하고 시범사업을 실시한다고 발표했다. 향후 이런 사업 등을 통해 약제 급여율 증가, 급여까지 소요 기간 단축 및 약가 현실화로 신약 접근성이 개선되어 환자들이 적시에 치료받을 수 있기를 기대한다.

임상시험 목적으로 이루어지는 의료행위 등에 요양급여를 실시해서는 안 된다.[9] 하지만 임상연구의 요양급여 적용에 관한 기준 제3조(요양급여 적용 대상연구)에 따라 연구자주도로 공익적 목적으로 실시하는 임상연구나 의뢰자 주도 임상연구 중 공중보건위기 대응 등 긴급한 필요성이 있거나 희귀난치성 질환 연구 등 공익적 목적이 큰 경우 요양급여 적용 대상이 될 수 있다.[10] 임상연구를 실시하는 자가 진료 및 치료 등에 대해 통상적 요양급여를 적용하고자 하는 경우 심평원에 요양급여 적용 여부에 대한 결정신청을 하면 된다.[10]

의학부는 이러한 과정에서 Market Access팀과 어떻게 협업하는가? 일단 급여 전략 단계에서 최적의 급여 대상군을 설정하는 것이 중요하다. 허가사항을 기준으로 적응증 전체 또는 범위를 축소하여 급여 대상과 기준을 설정할 수 있으므로 임상적 유용성이 가장 좋고, 비용효과적이면서 회사의 비즈니스 전략과 일치하는 최적의 대상군을 찾는다. 의학부는 심평원에 제출하는 서류 작성을 위해 대상 질환의 치료 개관, 신청약제의 교과서나 임상진료지침 수재내역, 임상시험 자료 정리 및 대체약제 선정과 임상효과 비교 등 학술적인 지원을 한다. 임상 전문가의 의견이 필요한 경우 의학부가 직접 자문을 구하거나 자문의를 Market Access팀에 연결할 수 있다. 대상 질병의 의학적 미충족 수요와 신청 약제의 임상적 유용성 및 대체약제와 차별성 등을 설명하기 위해 의학부 담당자가 직접 심평원을 방문하기도 하며, 건보공단과 가격 협상 시에도 첫 미팅에는 의학부 담당자가 참석하여 비슷한 역할을 한다.


**참고문헌**

1. 건강보험심사평가원 홈페이지. https://www.hira.or.kr/dummy.do?pgmid=HIRAA020014000000&WT.gnb=%EA%B5%AD%EB%AF%BC%EA%B1%B4%EA%B0%95%EB%B3%B4%ED%97%98%EC%A0%9C%EB%8F%84#none (2023. 7. 1)
2. 국민건강보험공담 홈페이지. https://www.nhis.or.kr/nhis/policy/wbhada01800m01.do (2023. 7. 1)
3. 국민건강보험공담 홈페이지. https://www.nhis.or.kr/nhis/together/wbhaec04800m01.do (2023. 7. 1)
4. 약제비적정화방안. 시사경제용어사전. https://terms.naver.com/entry.naver?docId=299654&cid=43665&categoryId=43665 (2023. 1. 1)
5. 국민건강보험법. 2023. 6. 28
6. 국민건강보험 요양급여의 기준에 관한 규칙. 2022. 10. 13
7. 약제의 요양급여 대상 여부 등의 평가기준 및 절차 등에 관한 규정. 건강보험심사평가원. 2022. 12. 23
8. 국민건강보험공단 홈페이지. https://www.nhis.or.kr/nhis/together/wbhaec05100m01.do (2023. 7. 1)
9. 요양급여의 적용기준 및 방법. 국민건강보험 요양급여의 기준에 관한 규칙 [별표 1] 2021. 3. 26
10. 임상연구의 요양급여 적용에 관한 기준. 보건복지부 고시. 2021. 1. 5

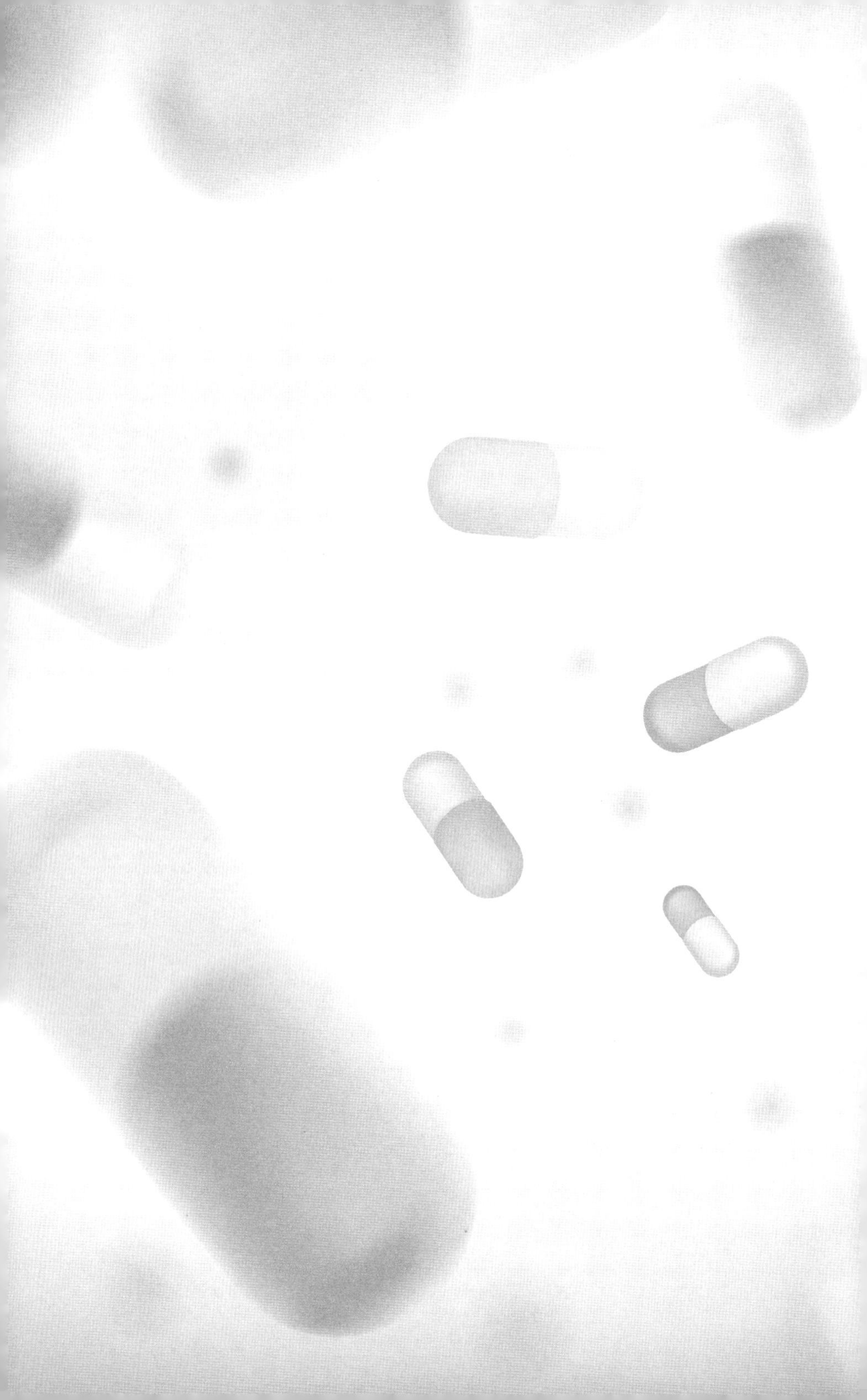

# VI

# 기타

# 1. 환자 지원 프로그램(PSP)

## 올바른 약물 사용을 교육하거나 약값에 대한 재정지원

제약회사가 의약품을 연구 · 개발하고 규제기관의 품목허가를 얻은 후 이를 필요로 하는 환자들에게 공급할 때 어떤 도움을 줄 수 있을까? '허가 전'에 임상시험용의약품을 임상시험 목적이 아닌 인도주의적 차원으로 대체 치료수단이 없는 환자에게 제공하는 '임상시험용의약품의 치료목적 사용'에 대해서는 앞서 설명했다. 의약품 '허가 후' 제약회사가 환자를 직 · 간접적으로 지원하는 전체적인 활동이나 프로그램을 보통 환자 지원 프로그램Patient Support Program: PSP이라 하고, 여기에는 세부적인 활동들이 있다. 환자 지원 프로그램은 특별한 규정이나 가이드라인이 없고 명칭, 종류, 진행 주체와 방법 등이 회사마다 다를 수 있으나 판촉 목적으로 활용되거나 전문의약품의 대중광고가 되지 않도록 주의해야 한다.

PSP는 크게 두 가지 형태로 분류할 수 있다. PSP의 첫 번째 형태는 올바른 약물 사용법을 교육하거나 질병 인식을 향상시켜 환자의 순응도를 개선하거나 질병 관리를 도와주는 '교육 지원'이다. 자가 주사제(예, 당뇨병 치료를 위한 인슐린 주사제)나 흡입제(예, 천식 치료를 위한 흡입제) 등 약물 사용이 복잡한 경우 사용설명서나 동영상을 제공하거나 교육간호사가 전화로 설명하거나 직접 환자를 방문할 수 있다. 약물 투여를 위해 환자 스스로 디바이스를 사용하거나 약물의 재구성Reconstitution이 필요한 경우 적절한 약물 사용이 선행돼야 최적의 치료효과를 기대할 수 있다. 해당 질병 자체가 희귀하거나 환자가 이해하기 어려운 경우 전반적인 질병과 진단 및 치료 방법에 대해 교육할 수도 있다.

교육 방법으로 네 가지 정도를 고려할 수 있다.

첫 번째는 모든 치료제에 적용할 수 있는데 간단한 책자 형태의 교육 자료를 의사에게 제공하여 의사가 약물 처방 시 개별 환자에게 전달한다. 해당 질환과 치료제들에 대한 전반적인 설명과 치료제 사용방법을 기술하여 환자의 질병 인식을 향상시키고, 치료 과정에 적극적으로 참여하도록 한다. PSP는 아니지만 위해성 완화 조치 방법의 일환으로 환자나 그 가족이 의약품을 올바르게 이해하여 중대한 부작용을 조기에 발견할 수 있도록 '환자용 사용 설명서'

를 이해하기 쉽게 작성하여 배포할 수도 있다.

두 번째는 특히 동영상 교육이 필요한 경우 홈페이지나 모바일 앱을 통해 약물 사용방법을 자세하게 안내할 수 있다. 약물 처방 시 의사나 간호사가 사용법을 설명하더라도 환자가 익숙해질 때까지 시간이 걸리므로 필요할 때마다 참고할 수 있다.

식약처가 발간한 '의약품광고 및 전문의약품 정보제공 가이드라인'을 보면 전문의약품의 허가 범위 내 전문적인 정보를 이해하기 쉬운 형태로 환자용 사용설명서를 제작하여 '의 · 약사를 통해' 환자에게 개별 제공하는 것은 대중광고가 아닌 것으로 해석했다.[1] 또한 복약 순응도를 높일 수 있는 정보를 제공하기 위해 특별히 투약법 등을 제공할 필요성이 있는 경우에 한하여 환자 지원 웹사이트나 모바일 앱을 개설할 수 있다고 했다.[1]

세 번째는 회사가 콜센터를 운영하거나 외주를 통해 주기적으로 환자에게 전화로Outbound Call 복약 순응도 확인, 사용법 안내 및 환자 질문에 답변하는 방법이다(Inbound Call만 운영할 수도 있다). 마지막으로 전문적으로 훈련된 교육간호사가 직접 환자를 방문하여 투약 일지를 확인하고 약물 사용법을 교육한다. 투약 환자가 주로 노인이거나 치료제 사용법이 복잡한 경우, 치료 결과에 약물 순응도가 매우 중요한 경우 고려해 볼 수 있다.

첫 번째와 두 번째 방법은 회사 담당자와 환자 사이 직접적인 접촉은 없는 소극적인 방법인 반면 세 번째와 네 번째는 환자와 직접 접촉이 있는 적극적인 '프로그램'으로 이를 위해 처방받은 환자로부터 개인정보 활용과 프로그램 가입에 대한 사전 동의가 필요하다. 특히 환자와 직접 접촉이 있는 경우 교육 담당자는 치료제에 대한 균형 있는 정보를 환자에게 전달하고, 환자가 투약 중인 약물에 대한 부작용이나 품질 결함을 언급할 가능성이 높으므로 이를 잘 수집·기록하여 약물감시팀에 보고해야 한다.

교육 지원을 위한 세 번째와 네 번째 방법의 법적 및 윤리적 이슈에 대해 Journal of American Medical AssociationJAMA에 오피니언Opinion 형식의 논문이 2021년 발표됐다.[2] 미국에서는 이런 교육간호사를 'Nurse Ambassador'라 하는데 Nurse Ambassador 프로그램의 부적절한(지원과 판촉의 경계가 모호한) 운영에 대해 모 회사가 소송을 당했고, 2,400만 달러의 합의금을 지불한 사례가 있다. 미국에서 많은 제약회사가 이런 프로그램을 운영하고 있는데 컴플라이언스 관련한 첫 번째 가이드를 제공했다는 측면에서 의의가 있다. 교육간호사는 의학적 및 치료 관련 질문은 처방의에게 문의하도록 환자에게 안내해야 하고, 담당 치료제에 대한 균형 있는(치료 이득과 함께 부작용도 함께) 정보를 전달해야 한다. 또한 환자가 해당 치료제를 지속적으로 사용함으로 인해 경제적 보상을 받아서도 안 된다.

한국글로벌의약산업협회KRPIA에 해당하는 호주의 'Medicines Australia'는 처방된 의약품의 순응도와 치료 결과 향상을 위해 제

약회사가 PSP를 진행할 수 있으나 다음 주의사항을 언급했다.[3]

- 타당한 필요성을 충족하기 위해 설계해야 하고, 임상적인 필요성을 문서화해야 함.
- 환자에게 회사명과 환자가 받게 될 자료나 서비스를 명확하게 알려야 함.
- 개별 환자 데이터를 사용하기 전에 환자의 사전 동의를 얻고, 데이터를 익명화해야 함.
- PSP를 판촉 목적으로 홍보하거나 PSP로 얻은 데이터를 판촉 목적으로 사용해서는 안 됨.
- PSP 모니터링 중 알게 된 약물이상반응은 규정에 따라 규제기관에 보고해야 함.

PSP의 두 번째 형태는 약값의 전부 또는 일부에 대한 '재정지원'을 제공하는 것이다. 보험급여 이전이거나(한국에서 보통 품목허가 후 급여까지 1년 반~2년 정도 소요된다) 급여 자체가 안 된 경우, 급여가 되더라도 약값이 절대적으로 고가인 경우 환자의 약제 접근성이 제한될 수 있다. 동일한 약물이라도 처방된 요양기관에 따라 본인부담금이 다를 수 있고, 적응증에 따라 급여 상황이 다를 수도 있다. 최근에는 선별 급여가 도입됨에 따라 일부 약제는 본인부담률이 높은 경우도 있다. 임상시험 장기 추적관찰에 참여한 후 연구는 종료됐으나 해당 의약품이 급여가 안 될 경우에도 치료를 지속하기 위해 재정지원을 할 수 있다.

재정지원 방법도 여러 가지가 있는데 먼저 허가받은 의약품이 급여될 때까지, 임상시험 장기추적종료시점에 해당 의약품이 급여가 안 될 때 또는 기타 특별한 상황에서 의약품을 무상으로 공급하는 것이다. 두 번째는 환자의 재정부담을 덜어 신약에 대한 접근 가능성을 높이기 위해 약값의 일부를 환급하는 경우이다. 우리나라는 건강보험 체계상 처방 당시 약값을 할인Discount할 수는 없고, 일단 환자가 약값을 지불한 후 회사가 일정 금액을 환급해준다. 처방받은 모든 환자를 대상으로 할 수도 있고, 소득 수준이나 동반 질환 등을 고려하여 일부 환자를 대상으로 할 수도 있다. 세 번째는 제품을 무상으로 교체해 주는 경우로 가령 의약품 · 의료기기가 시술 전 또는 도중에 오염되거나 시술 후 문제가 발생한 경우 새 제품으로 교환해 준다.

지금까지 설명한 환자 지원 프로그램을 〈그림 1〉에 간략히 분류해 보았으나 분류, 명칭, 운영방식, 지원 기준 등은 나라마다, 회사마다 다를 수 있다. 교육 지원이던, 재정지원이던 PSP 진행 중에 환자와 직접 상호작용이 있는 경우 독립적인 외부 업체나 기관을 사용하는 것이 선호된다. 전문의약품은 대중광고가 금지되므로 회사 직원이 환자와 직접 접촉하는 것은 권장되지 않기 때문이다. PSP는 반드시 시판 후에 진행해야 하며, 의학적 필요에 따라 자사 의약품이 처방된 환자를 지원하기 위한 목적이지, 해당 의약품의 처방을 유도할 목적으로 설계하거나 진행해서는 안 된다.

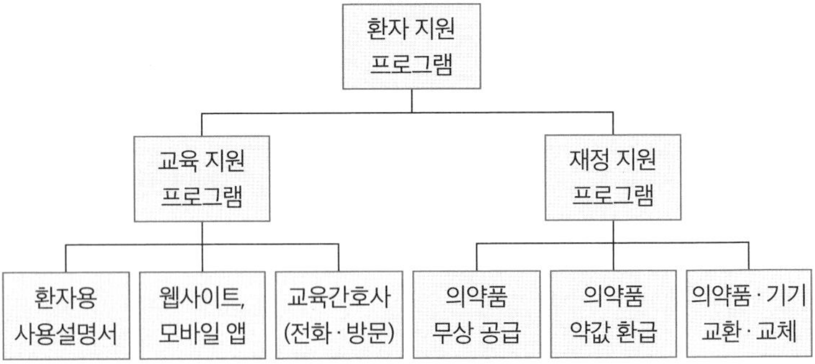


〈그림 1〉 환자 지원 프로그램의 분류

의학부는 사업부서가 PSP 계획할 때 프로그램의 적절성 여부를 검토하고 대중광고가 되지 않도록, 판촉적인 목적으로 진행되지 않도록 가이드해야 한다. 환자들에게 제공되는 교육 자료가 있다면 사전에 검토해야 한다. 의학부가 PSP 진행 주체는 아니더라도 주기적으로 진행 상황을 점검하여 원래 계획대로 진행되고 있는지, 약물이상반응이 잘 수집 · 보고되고 있는지, 회사의 SOP를 잘 준수하고 있는지 확인해야 한다.

**참고문헌**

1. 식약처. 의약품광고 및 전문의약품 정보제공 가이드라인. 2022. 11
2. Y. Tony Yang & Diana J. Mason. Problematic Promotion of Medications by Nurse Ambassadors -Legal and Ethical Issues. JAMA. 2021;325(4):345-346.
3. Medicines Australia. Code of Conduct. 19th Edition. Effective 30 March 2020.

# 2. 멀티채널 인게이지먼트
## (Multichannel Customer Engagement)
### 디지털로 소통하고 양질의 콘텐츠를 제공하는 의학부의 중요한 역할

제약회사 의학부 학술담당자가 의사들과 학술 교류 시 미리 약속을 정하고 병원을 방문하는 대면 미팅이 일반적이었다. 방문 약속을 정하거나 학술 자료를 전달하거나 의사들의 단순 질의에 답변하기 위해 이메일로 소통하는 경우도 있으나 기본적인 교류 형태는 대면 미팅이었다. 자문위원회 회의나 연구자 미팅같이 다수의 고객이 참여하는 경우는 말할 것도 없다. 하지만 디지털 혁신과 코로나19를 거치면서 제약회사들은 대면 미팅에 추가하여 다양한 채널을 통해 고객과 소통하기 위해 노력하고 있는데 이것을 멀티채널Multi-Channel 인게이지먼트라 한다. 최근에는 채널이 단순히 여러 개라는 의미보다는 여러 채널의 통합이라는 개념에서 옴니채널Omni-

Channel이라고 표현하기도 한다.

맥킨지는 이미 코로나19 이전인 2018년에 〈아시아에서 의학부의 진화하는 역할〉이라는 보고서에서 디지털 인게이지먼트의 중요성Much More Digital을 강조했다. 의사들은 온라인 채널에서 실시간으로 주문형 정보Information on Demand를 찾으며, 그들 스스로 정보를 만들고 전파하여 Online Thought Leader가 되기 원한다며 의학부에 다음 세 가지를 주문했다.[1]

1) Multichannel with improved reach: 디지털 세대가 온라인으로 진입함에 따라 멀티채널 모델로 소통의 효율성을 개선해야 한다.
2) Timely access and on-demand: 주문형 모델을 도입하여 의사들이 언제, 어디서나 쉽게 학술 정보에 접근할 수 있어야 한다.
3) Customized content: 고객 인게이지먼트의 가치를 높이기 위해 고객의 프로필과 선호에 따라 맞춤형 학술 콘텐츠를 제공해야 한다. 대부분의 다국적 제약회사 의학부는 이런 요구에 부응하기 위해 새로운 고객관리시스템Medical CRM을 도입했고, 2020년 초 코로나19 이후 고객과 대면 미팅의 어려움으로 이런 변화가 가속화됐다.

그렇다면 실제로 의학부 학술담당자가 의사와 어떤 디지털 인게이지먼트를 하는가? 여러 형태 중 가장 대표적인 것이 화상 미팅Virtual Meeting과 이메일이다.[2] 화상 미팅은 Remote 또는 Virtual Interaction이라고도 하는데 학술담당자와 의사가 Zoom 같은 온라인 시스템에서 교류하는 것이다. 학술담당자는 다양한 학술 자료를 바로 제시할 수 있고, 이동시간이 없기 때문에 시간을 절약할 수 있는 장점이 있다. 하지만 미팅 중에 기술적인 이슈가 생겨 흐름이 끊어질 수 있고, 고객의 반응을 정확하게 확인하기 어려워 쌍방향 소통에 제한이 있을 수 있다. 초창기에는 고객들이 화상 미팅을 꺼리고, 시스템에도 익숙하지 않았으나 병원 미팅이나 학술대회도 화상으로 진행되면서 화상 미팅에 대한 거부감이나 기술적인 어려움은 거의 없어졌다.

이메일은 예전에도 사용했지만 디지털 인게이지먼트 측면에서는 사용 형태가 다른데 보통 Approved Email이라 한다. 일상적인 이메일이 아니라 행사 초대, 논문이나 학술대회 요약 및 기타 학술 콘텐츠를 잘 정리된 포맷으로 보내는 이메일이다. 이런 이메일을 보내기 위해서는 먼저 고객의 사전 동의가 필요하고(학술 콘텐츠라도 광고로 간주한다), 내용은 회사의 정해진 절차에 따라Compliant 미리 승인돼야Approved 한다. 담당자가 자체 제작한 내용이 아니라 회사가 승인한 자료이므로 'Approved' Email이라 하는 것이다. 예전에는 학술담당자가 주요 고객을 만나서 직접 학술 콘텐츠를 전달해야 했으나 다수 고객에게 다양한 콘텐츠를 동시에 제공할 수 있는 것이 장점이다. 고객 입장에서는 여러 제약사로부터 유사한 이메일을 받게 되고, 개별화된 콘텐츠가 아니어서 관심이 떨어질 수 있다. 따라서 고객의 니즈에 따라 실제 도움이 될 만한 콘텐츠를 개발하여 적시에 전달하는 것이 핵심이다.

또한 자문위원회 미팅, 연구자미팅, 온라인 세미나(웨비나) 같은 다양한 행사를 화상으로 진행할 수 있다. 과거에는 대부분 미팅이 서울에서 진행되므로 지방에 계신 고객이 참석하기 어려웠으나 화상으로 진행하면 이런 제약이 없어진다. 해외에서 진행되는 행사의 경우도 시차만 극복하면 되므로 오히려 미팅 참석이 수월해졌다. 화상으로 진행되는 행사에서는 참석자의 몰입도를 높이기 위해 미팅 시간을 짧게 하거나 발표를 여러 개로 쪼개거나 패널 토의나 질의·응답 위주로 구성하는 전략이 필요하다. 또 최근 중요한 변화는 의학부가 직접 웨비나를 기획하여 진행한다는 것이다. 의학부는 학술 행사를 위한 예산과 인력이 부족하지만 웨비나는 짧은 준비 시간에 적은 비용과 인력으로 진행할 수 있고, 의학부는 학술 콘텐츠에 강점이 있으므로 고객 니즈에 맞는 웨비나를 진행할 수 있다. 추가로 질환이나 제품 관련 최신 정보를 제공할 수 있는 웹사이트 구축, 고객에게 온라인 서베이 실시, 사회관계망서비스SNS나 온라인 학술대회를 활용한 고객과의 협력 등을 고려해 볼 수 있다.

시대는 급속도로 디지털화되고 있고, 고객이 정보를 얻고, 소비하는 패턴이 달라지고 있으므로 앞서 언급한 바와 같이 회사는 다양한 채널을 통해 고객과의 인게이지먼트를 넓히면서 채널 간 연계와 통합도 강화하고 있다. 이에 따라 학술담당자에게 요구되는 역량과 태도도 진화하고 있으며 새로운 KPIKey Performance Index 설정도 필요하다. 과거에는 주요 고객과 미팅 횟수와 미팅 시간 정도였다면 이제는 멀티·디지털 채널 활용도, 화상 미팅, Approved Email, 웨비나 횟수 및 Medical CRM에 빠른 정보 입력과 충실도 등 다양한 KPI 설정과 주기적인 평가가 필요하다. 따라서 학술담당자의 관리자도 변화하는 디지털 환경과 기술에 대한 이해가 필요하고, 학술담당자에게 적절한 교육·훈련을 제공해야 한다. 이런 변화에 따라 의학부는 디지털 플랫폼 개발과 관리, 멀티채널 활성화, 학술담당자의 디지털 역량 강화 및 KPI 관리를 위해 별도 전문가를 채용하는 추세다.

한국 의사들은 이런 변화를 어떻게 평가하고 있을까? 의사 포털 메디게이트는 의사회원 1,002명을 대상으로 '온라인 활용과 디지털 마케팅 인식'에 대한 설문조사 결과를 2020년 6월에 공개한 바 있다. 〈그림 1〉을 보면 웨비나를 가장 유용한 활동으로 평가했고, 그다음 온라인 사이트를 통한 제품정보 전달을 유용하다고 했다.[3] 제품정보 이메일, 영업담당자의 화상 디테일 활동과 SNS 채널 등을 통한 정보 전달에는 부정적인 반응을 보였고, 병원·의원별 경향성은 유사했다.[3] 본 설문조사는 마케팅·영업 활동에 대한 평가이고, 이미 시행한 지 몇 년 지났기 때문에 현재 의학부 활동에 적용하기에는 한계가 있다. 하지만 제품정보 이메일과 화상 디테일 활동에 대한 유용성이 낮게 평가됐으므로 의학부가 진행하는 Approved Email과 화상 미팅으로 어떻게 고객 만족을 이끌어 낼 수 있을지 진지한 고민이 필요하다.

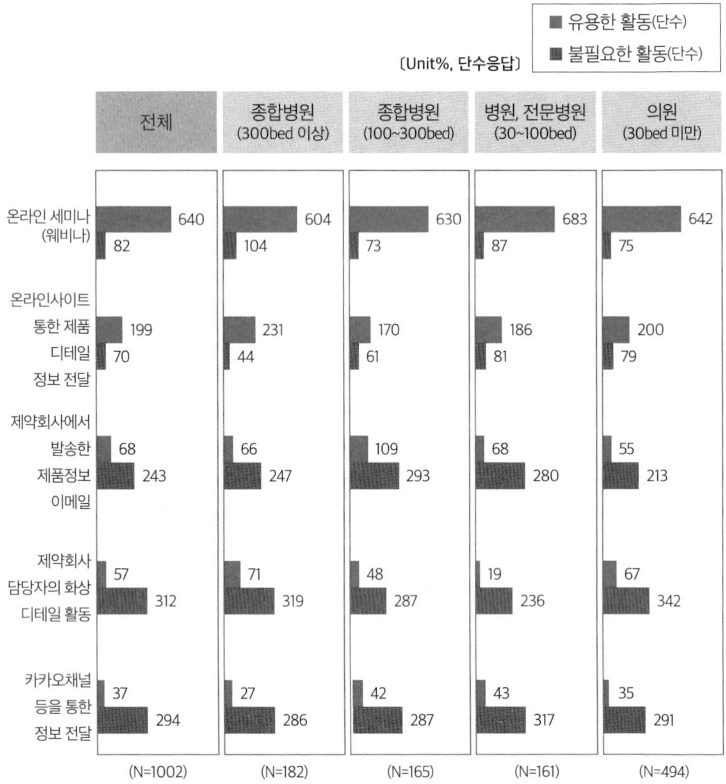


〈그림 1〉 제약회사의 디지털 마케팅 중 유용한 활동[3]

멀티채널 인게이지먼트를 위해서는 시스템이 필요하다. 회사별로 자체적인 시스템을 개발하여 사용하기도 하고, 외부 시스템을 구매하여 사용하기도 하는데 외부 시스템도 다양한 채널을 별도로 사용하는 경향이 있다. 하지만 이제는 플랫폼 시대이므로 제약회사가 필요로 하는 모든 고객 정보, 데이터 및 채널을 포함한 전문화된 단일 플랫폼이 생기고 있다. 멀티채널을 통한 활동들이 단일 플랫폼에서 이루어지면 고객들을 더 잘 이해하여 고객과의 활동을 통합적으로 관리하고 맞춤형 서비스를 제공할 수 있다. 또한 입력된 정보가 쌓이면 빅데이터 분석을 통해 제품별, 시기별, 지역별 등 다양한 인사이트를 도출해 낼 수 있고, 인공지능 기반으로 고객 인게이지먼트에 대한 제안을 받을 수도 있을 것이다. 나아가 이 플랫폼이 학술활동뿐 아니라 임상연구, 의학정보서비스 및 의약품 안전관리 등 의학부가 필요로 하는 모든 시스템을 통합하여 의학부 업무 효율성을 극대화할 수 있기를 기대한다.

멀티채널 플랫폼을 도입하거나 옴니채널로 진화하기 위해 L.E.K. Consulting이 제시한 제약산업에서 옴니채널 인게이지먼트를 위한 주요 성공인자를 참고할 수 있다.[4]

1) Developing relevant content: 콘텐츠는 채널과 분야Segment에 모두 적합하도록 기획해야 한다. 콘텐츠는 관련성이 높고, 차별화되고, 잘 소통되고, 맞춤화되어 높은 가치를 지녀야 한다.
2) Finding the right mix of channels appropriate for your

audiences: 이를 위해 고객 행동에 대한 깊은 이해, 고객 세분화와 분야별 니즈 파악 및 고객 행동 변화에 따른 적응력이 필요하다.

3) Orchestrating the channels: 지속적인 고객 경험을 보장하기 위해 채널별 고객 여정을 파악하고, 채널 간의 명확한 역할과 인터페이스가 필요하다.

4) Establishing a closed feedback loop to ensure continuous adaptation of engagement: 시간 경과에 따라 옴니채널 인게이지먼트를 최적화하고 잠재적으로 진화하는 HCPhealthcare Professional 행동에 적용한다.

세계적으로 선풍적인 인기를 끌었던 드라마 〈오징어 게임〉에서 알 수 있듯이 플랫폼이나 채널보다 더 중요한 성공 인자는 콘텐츠이다. 그 콘텐츠는 최신 학술정보를 반영해야 하고, 이해하기 쉬워야 하고, 접근성이 좋아야 하며, 고객에게 개별화되어야 한다. 그런 양질의 콘텐츠를 개발할 수 있는 것은 의학부의 학술담당자이므로 앞으로 의학부의 역할은 더욱 중요해질 것이고, 이런 담당자의 수요 또한 증가할 것이다. 의학부가 'Right Customer'에게 'Right Channel'을 통해 'Right Content'를 'Right Timing'에 전달할 수 있을 때 우리도 고객에게 의미 있는 Insight를 끌어낼 수 있다. 궁극적으로 서로 윈윈 관계를 형성해 전략적 파트너십을 장기간 유지할 수 있을 것이다.

**참고문헌**

1. The Evolving Role of Medical Affairs in APAC: Three Imperatives for Pharmacos. McKinsey & Company. March 2018
2. Digital Medical Engagement: Ensuring Compliance. A FirstWord Futureviews Report. Jan 2021
3. 비대면 시대, 의사들이 꼽은 디지털 마케팅 잘하는 제약회사. https://www.medigatenews.com/news/3415208067 (2023. 7. 1)
4. Omnichannel engagement in pharma - Key success factors and case example. https://www.lek.com/insights/ar/omnichannel-engagement-pharma-key-success-factors-and-case-examples. L.E.K. Consulting, May 24, 2021

## 3. 환자 중심주의와 환자 참여

### 환자를 위해 고민하고 지원하는 의학부의 의미와 가치

나이 50살이 되면서 여러 환자 경험을 하고 있다. 가볍게는 노안으로 신문이나 모니터를 보기 힘들고, 심하게는 코로나19로 생애 가장 힘든 전신근육통을 경험하기도 했다. 최근에는 무리하게 운동하다 무릎 연골판과 인대가 손상되어 계단을 오르내리기도 힘들 지경이다. 평소 지하철역 좁은 출입구에 왜 에스컬레이터를 설치하는지 이해가 안 됐는데 무릎이 아프니 자연스럽게 이해가 됐다. 환자가 되지 않으면 실제 환자가 겪는 고통과 그 고통의 정도를 알기 어렵다. 제약회사는 의사를 통해 간접적으로 환자의 고통과 니즈를 알게 되는데 의사도 때로는 피상적으로 이해하거나 환자 현실이나 관점을 잘 모를 수 있다.

모든 산업에서 고객이 원하는 제품이나 서비스를 제공해야 고객 만족을 넘어 해당 제품과 서비스를 사용하는 순간마다 긍정적인 고객 경험을 이끌어 낼 수 있다. 요즘 대부분의 병원도 '환자 중심 병원'을 표방하며 환자가 안전한 환경에서 최선의 치료를 받고 신체적 및 심리적 만족감을 얻을 수 있도록 노력한다. 전문의약품을 개발하여 판매하는 제약회사의 직접적인 고객은 의사지만 최종 고객은 환자이므로 궁극적으로 환자의 건강을 개선하는 것이 제약회사의 미션이다. 이에 환자 중심주의에 따라 환자의 참여가 제약회사에서도 화두로 떠오르고 있고, 실제 업무에 적용하기 위한 여러 시도를 하고 있다. 디지털 시대의 환자들은 본인의 질병에 대한 정보를 이미 갖고 있고, 다양한 치료 옵션에 대해 알기 원하며, 치료 결정에도 적극적으로 참여하기 때문이다.[1]

환자 중심주의Patient Centricity는 우리의 모든 의사결정의 중심에 환자를 우선시하겠다는 마음가짐이다. 환자들을 수동적인 의료 수혜자로 보는 것이 아니라 건강 관련 의사결정의 적극적인 참여자로 인식하는 것이다. 환자 참여Patient Engagement는 환자 중심주의를 바탕으로 제약회사가 신약을 개발하는 과정부터 의약품의 전체 생명주기에 걸쳐 환자를 어떻게 지원하고, 참여시킬지에 대한 구체적인 방법이다. 환자 참여를 통해 제약회사는 환자의 니즈와 인사이트를 파악하여 신약개발이나 비즈니스 전략과 의사결정에 반영하고, 환자는 본인 질병과 치료에 대한 구체적인 정보를 바탕으로 환자 여정Patient Journey에 적극적으로 참여할 수 있다. 이번 챕터는 크게 네 가지 영역에서 다양한 환자 참여의 사례와 효과를 설명하고자 한다.

### 임상연구

임상시험을 설계할 때 해당 질병을 가진 환자에게 중요한 의견을 얻을 수 있다. 의사(시험자)들은 임상시험에서 수집하는 데이터나 결과변수의 개선에 주목하지만 환자(대상자)는 임상시험 참여시 중재의 효과뿐 아니라 일상 생활이나 삶의 질에 미칠 영향도 고려한다. 환자 의견을 임상시험 선정기준에 반영하여 환자 등록을 가속화하거나 시험 절차를 간소화하여 투약 순응도를 높이고 중도탈락을 줄일 수 있다.

임상시험에서 약물의 효과는 주로 시험자가 평가하는데 환자가 개인의 건강 상태를 스스로 보고하는 경우도 증가하고 있다. 통증이나 우울감같이 환자의 주관적인 증상을 평가하는 경우 환자 자기 평가결과Patient Reported Outcome: PRO가 중요하다. 증상뿐 아니라 삶의 질, 신체 기능, 건강행태 등의 평가를 위한 다양한 설문지가 개발돼 있어 약물 효과를 다양한 측면에서 평가할 수 있다. 약물의 효과, 부작용, 가격, 제형, 투약 방법과 주기 등을 바탕으로 환자가 직접 약물 간 선호도를 평가하는 연구Patient Preference Study를 하기도 한다.

시험대상자는 임상시험에 참여만 할 뿐 결과를 알기 어려웠는데 유럽의약품청EMA은 2022년부터 임상시험 결과를 공개할 때 일반언어 요약Plain Language Summary: PLS을 포함하도록 의무화했다.[2] 임상시험 결과를 의학지식이 없는 일반인도 이해하기 쉬운 용어로 요약하여Clinical Trial PLS 임상시험의 투명성과 환자의 알 권리를 개선해 임상시험에 대한 환자 및 대중의 참여를 촉진하기 위한 정책이다.

### 건강 · 의약품 정보 전달

건강 관련 정보는 일반인들이 이해하기 어렵기 때문에 해당 정보를 얻고, 읽고, 이해하고, 사용해야 환자가 적절한 의사결정을 하고, 치료 지침을 정확히 따를 수 있다.[3] 이런 능력을 건강정보 이해능력Health Literacy이라 하는데 디지털 이해능력이 높아야 디지털 기기를 잘 사용할 수 있듯이, 환자의 건강정보 이해능력은 그들이 치료과정에 적극적으로 참여하고, 효과적인 질병관리 및 예후 개선에 매우 중요하다.

제약회사는 환자들의 건강정보 이해능력을 높이기 위해 어떤 노력을 할 수 있을까? 제약회사가 자사 의약품 관련 정보를 일반 환자에게 광고하는 것은 금지되나(전문의약품 대중광고 금지. 약사법 제68조 제6항) 의약품과 관련된 질병이나 그 질병과 관련된 전반적인 치료 · 관리에 대한 정보는 환자에게 전달할 수 있다. 회사는 기본적으로 판매하는 의약품의 최신 허가사항을 회사 홈페이지에 게시하고, 환자나 보호자가 회사에 직접 연락하는 경우 의학정보팀을 통해 의약품 관련 질문에 답변한다. 의약품에 따라 환자용 사용설명서를 제작하거나 별도 웹사이트를 개설하여 해당 질병 및 전반적인 치료 정보를 제공하기도 한다. 의약품 투약·주사 시 기구Device를 사용하여 주의가 필요한 경우 기구 사용 방법을 이미지나 동영상으로 설명하여 환자의 순응도를 높일 수 있다. 특정 의약품을 처방받은 환자를 대상으로 콜센터를 운영하거나 교육간호사를 배정하는 등 교육 지원 목적의 환자 지원프로그램을 운영하여 순응도나 투약 지속성을 향상시킬 수 있다.

최신 의약학 정보는 논문을 통해 얻을 수 있는데 학술 지식이 없는 일반 대중은 논문을 읽고 이해하기 어렵다. 따라서 보건의료전문가가 아닌 환자나 보호자도 쉽게 이해할 수 있도록 학술 자료를 쉽고 명확하게 작성한 논문을 Publication PLS라 한다. 앞서 언급한 Clinical Trial PLS와 마찬가지로 환자의 건강과 질병에 대한 이해를 높이고, 제약회사, 의사 및 환자 사이에 투명성과 파트너십을 증진할 수 있다. Publication PLS에는 임상시험 참여자나 해당 질병을 가진 환자가 직접 논문 저자로 참여하기도 한다.

### 의약품 접근성 향상

말기암이나 희귀질환 환자가 적절한 치료 대안이 없는 경우 개발 중인 신약의 임상시험에 참여하는 것이 유일한 치료 방법일 수 있다. 하지만 환자가 임상시험에 참여하지 않더라도 개발 중인 신약의 이득이 위험보다 크다고 판단되면 허가 전인 신약을 치료목적으로 제공할 수 있다(임상시험용의약품의 치료 목적 사용). 신약이 허가됐으나 건강보험 급여가 되지 않거나 급여되더라도 본인부담률이 높아 신약 접근성이 떨어질 수 있다. 이런 경우 제약회사는 재정지원 목적의 환자 지원프로그램을 진행하여 급여 전까지 의약품을 무상으로 공급하거나 약값을 일부 지원하기도 한다. 임상시험에 참여했던 환자가 다른 대체 약물이 없는데 해당 시험약이 한국에 시판되지 않았거나 급여 전인 경우 해당 시험약을 계속 공급하는 경우도 있다Post-Trial Access.

### 환자 의견 청취

제약회사는 다양한 방법을 통해 환자의 목소리를 듣기 원하는데 시장조사를 통해 환자들의 인식이나 의견을 조사하기도 하고, 환우회를 통해 대표적인 의견을 듣기도 한다. 환우회는 암이나 희귀질환 등 질환별로 조직돼 있는데 환자들 간 정보 교류를 넘어 의약품 관련 정책개선이나 접근성 확대를 위해 적극적인 활동을 하고 있다. 제약회사가 환자를 위한 지원이나 앞서 언급한 다양한 환자 참여 활동을 계획할 때 환우회와 협력하면 훨씬 효율적일 수 있다. 일부 회사는 의약품 정책이나 환우회와의 파트너십을 위한 별도 담당자를 배정하기도 한다.

자문위원회 회의ABM는 의사와 진행하는 것이 일반적이나 의사와 환자 간 인식차가 있거나 환자의 의견을 직접 듣기 원하는 경우 환자 대상 ABM을 진행하기도 한다. 이 경우 주치의를 통해 환자를 섭외해야 하며, 회의 도중 자사 제품을 직접적으로 언급함으로써 대중광고가 되지 않도록 주의해야 한다. 환자들이 소셜 미디어나 인터넷 카페 등 온라인에 질병 정보, 질병으로 인한 어려움이나 의약품 투약 후 경험담을 공유하는 경우가 있다. 온라인상에서 환자들 간의 대화나 피드백을 적극적으로 수집하는 것을 'Social Media Listening'이라 하는데 환자의 신체 · 심리적인 상태를 이해하거나 의약품에 대한 선호도나 의견을 얻을 수 있는 새로운 방법이다. 이 경우 자사 의약품에 대한 부작용이 언급될 수 있으므로 정기적인 모니터링이 필요하다.

사실 제약회사 직원도 환자의 고통이나 니즈를 이해하는 데 한계가 있고, 우리가 하는 일이 어떻게 환자에게 도움이 되는지 실감하지 못한다. 하지만 이런 환자 참여 활동들을 통해 환자를 더 잘 이해하고, 환자와 보건의료전문가 사이에 가교 역할을 하며, 환자를 위해 고민하고 지원하는 과정에서 일의 의미와 가치를 느낄 수 있을 것이다. 앞서 설명한 전반적인 환자 참여를 위한 활동들을 〈표 1〉에 요약했다. 의학부가 임상 환경이나 환자의 어려움을 상대적으로 잘 알고 있어 환자 참여를 위한 많은 활동에서 중요한 역할을 하고 있다.

| | |
|---|---|
| 임상연구 | • 임상시험계획 · 절차 자문<br>• 환자 자기 평가결과 (PRO)<br>• 환자 선호도 평가 연구<br>• 임상시험용 일반 언어 요약 (Clinical Trial PLS) |
| 건강 · 의약품 정보 전달 | • 환자용 홈페이지 · 웹사이트<br>• 환자용 의약품 사용 설명서 · 동영상<br>• 환자 지원프로그램 (교육 목적)<br>• 논문용 일반 언어 요약 (Publication PLS) |
| 의약품 접근성 향상 | • 임상시험용의약품의 치료 목적 사용<br>• 환자 지원프로그램 (재정지원 목적)<br>• Post-Trial Access |
| 환자 의견 청취 | • 환자 대상 시장조사<br>• 환우회 지원과 파트너십<br>• 환자 대상 자문위원회 회의<br>• Social Media Listening |

〈표 1〉 환자 참여 활동 요약


**참고문헌**

1. Product Launch: The Patient has spoken. Accenture Life Science. 2018.
2. 임상시험 결과를 누구나 알 수 있도록 쉬운 용어를 써라. 청년의사. http://www.docdocdoc.co.kr/news/articleView.html?idxno=2013087 2021. 7. 30. (2023. 7. 2)
3. Health Literacy. https://en.wikipedia.org/wiki/Health_literacy (2023. 7. 2)

# 4. 제약산업 컴플라이언스

## 의학부·마케팅 활동 시 유의해야 할 컴플라이언스 규정

예전에 학술대회 제약회사 부스를 가면 다양한 기념품(회사 로고와 브랜드명이 기재된 판촉물로 Gimmick 또는 Brand Reminder라고도 한다)을 얻을 수 있었다. 환자 진료와 관련된 소액의 물품으로 펜, 노트, 포스트잇, 물티슈 같은 것이었는데 요즘 제약회사 부스에는 제품 브로셔만 비치한다. 왜 갑자기 제약회사 부스에서 기념품이 사라진 것일까?

의약품은 실제 사람에게 투여되므로 안전성과 유효성은 물론 높은 품질 수준이 요구된다. 따라서 의약품의 연구·개발, 허가 및 제조·유통에 걸쳐 엄격한 법과 규정이 적용되므로 제약산업을 규제

산업이라고도 한다. 이러한 규제는 허가된 의약품의 정보를 전달하고, 판촉하는데도 적용된다. 전문의약품의 오남용을 방지하기 위해 대중광고가 금지되며, 의약품 정보는 허가된 적응증과 용법 · 용량에 따라 정확하고 균형 있게 전달해야 한다. 의약품 판촉 시에도 보건의료전문가의 의약품 구매 · 처방에 부당한 영향을 미치지 않도록 경제적인 이득이나 편의를 제공해서는 안 되다. 이번 챕터에서는 의학부 활동이나 마케팅팀과 협업 시 주의해야 할 컴플라이언스 규정에 대해 설명한다.

전 세계 연구중심 제약회사들이 회원으로 참여하는 세계제약협회연맹IFPMA: International Federation of Pharmaceutical Manufacturers & Associations은 윤리경영지침으로 자율 규약Code of Practice을 제정했다. 이 규약은 의약품의 윤리적인 판촉Ethical Promotion을 목적으로 하는데 이를 통해 보건의료전문가는 그들이 원하는 정보를 얻고, 환자는 그들이 원하는 의약품에 접근하고, 의약품이 환자에게 최대한 혜택을 제공하는 것을 보장한다고 했다.[1] IFPMA에 소속된 모든 제약회사는 자율 규약을 따를 의무가 있기 때문에 이 규약은 제약 윤리경영을 위한 기본적인 기준이다. 2019년 1월 IFPMA 자율 규약이 개정되면서 한가지 변화가 있었는데 전문의약품 판촉 목적으로 보건의료전문가에게 기념품Promotional Aid 제공을 금지했다.[1] 이것이 한국에도 반영되어 제약회사 부스에 기념품이 사라진 것이다.

IFPMA 규약을 바탕으로 각 지역·국가별 법, 규정 및 상황을 고려하여 별도 규약이 존재한다. 유럽 EFPIAEuropean Federation of Pharmaceutical Industries and Associations 규약Code of Practice이 대표적인데 윤리원칙으로 Patient Centricity, Integrity, Respect와 Transparency를 강조했다.[2] 국가별로는 미국의 PhRMAPharmaceutical Research & Manufacturers of America 규약Code on Interactions with HCPs이 있고, 호주 Medicines Australia의 규약Code of Conduct이 있다. 우리나라는 다국적 제약사가 회원인 한국글로벌의약산업협회KRPIA: Korean Research-Based Pharma Industry & Association와 국내 제약사 주도의 한국제약바이오협회KPBMA: Korea Pharmaceutical & Bio-Pharma Manufacturers Association의 '의약품 거래에 관한 공정경쟁규약'이 별도로 존재하는데 큰 틀에서는 동일하다.

각 자율 규약의 내용이 방대하여 자세한 소개를 할 수 없어 호주 규약의 기본 원칙Overarching Principles 아홉 가지만 소개한다.[3]

1. 회사의 모든 활동은 의약품의 적절한 사용을 지원하는 것이 목적이다.
2. 회사는 보건의료전문가와 기타 이해관계자와의 상호작용에서 투명성을 보장한다.
3. 회사는 최신의, 정확한, 균형 있는, 학술적으로 타당한 제품정보를 제공할 책임이 있다.

4. 회사 직원은 자율 규약에 관한 적절한 교육을 받아야 하고, 높은 수준의 윤리적인 행동을 유지한다.
5. 회사는 의약품의 승인, 권고, 처방 및 사용을 위해 부적절한 영향을 미쳐서는 안 된다.
6. 모든 이해당사자와 회사의 상호작용은 항상 전문적이고, 법적 요구사항과 일치해야 한다.
7. 처방과 관련된 제품 및 안전성정보는 모든 판촉물에 명확하게 전달되어야 한다.
8. 모든 판촉 문구는 제품의 국내 허가 정보와 일치해야 한다.
9. 회사가 주관하는 모든 행사에 수반하는 환대, 교통 및 숙박은 합리적이고, 적절해야 한다.

우리나라는 2010년 11월 의료법 · 약사법 · 의료기기법을 개정해 리베이트를 제공하는 제약회사와 제공받는 의료인을 모두 처벌하는 '리베이트 쌍벌제'를 시행하면서 제약회사 윤리 규약을 강화했다. 약사법 제47조(의약품 등의 판매 질서) 제2항 의약품공급자는 의약품 채택, 처방 유도, 거래 유지 등 판매촉진을 목적으로 (한)약사, 의료인, 의료기관에 금전, 물품, 편익, 노무, 향응 그 밖의 경제적 이익을 제공해서는 안 된다고 했다. 다만, 견본품 제공, 학술대회 지원, 임상시험 지원, 제품설명회, 대금결제조건에 따른 비용 할인, 시판후조사 등의 행위는 예외적으로 허용했다.[4] 각 행위 유형별 허용되는 경제적 이익 등의 구체적인 범위에 대해서는 약사법 시행규칙 〔별표2〕를 참고한다.

의약품 리베이트를 근절하려는 정부의 노력과 동시에 제약업계에서도 공정한 의약품 유통 질서를 확립하고, 국민건강을 유지·개선하기 위해 제약협회와 그 회원사들은 공정거래위원회의 승인을 받아 공정경쟁규약을 제정했으며, 공정경쟁규약의 요건과 절차를 준수하기 위해 노력하고 있다.[5] KRPIA 규약은 2017년 9월에, 실무운용지침은 2018년 11월에 각각 4차 개정이 있었다. KPBMA 규약도 2017년 9월 4차 개정됐다. KRPIA 규약 기준으로 의학부 활동과 밀접하게 관련된 네 가지 조항을 설명한다.

### 제9조, 학술대회 참가 지원

회원사는 의학·약학 관련 학술연구 목적의 학술대회에 참가하는 발표자, 좌장, 토론자의 교통비, 식비, 숙박비, 등록비 용도의 실제 비용을 지원할 수 있다.[6] 제2항 3호에 따라 회원사는 국내외 학술대회만을 지정하여 협회를 통해 지원해야 하며, 학술대회를 주관하는 기관·단체나 학술대회 참가자 개인에 대한 직접적인 지원은 불가능하다.[5] 제3항 제1호에 따라 협회는 회원사를 대신하여 회원사가 지정한 학술대회에 지원금을 제공하며 학술대회 참가자 개인을 지정할 수 없어 회원사, 협회 및 참가자 사이에 이중 맹검이 이루어지도록 한다.[5] 회원사는 학술대회 개최 60일 전까지 협회에 지원할 학술대회를 지정하여 신청서를 제출하고, 협회는 학술대회 주

최 측에 참가자 선정을 의뢰한다.[5]

## 제10조, 자사 제품설명회

사업자가 여러 요양기관을 대상으로 또는 개별 요양기관을 방문하여 그 사업자의 의약품에 대한 정보 제공을 목적으로 개최하는 것을 제품설명회라 한다.[6] 보건의료인의 모임에 필요한 식음료를 제공하기 위해 개최해서는 안 된다. 제품설명회 시 식사가 필요한 경우 1회 10만 원 이하(세금 · 봉사료 제외)의 식음료를 제공할 수 있다.[6] 약사법상 제품설명회 시 기념품 제공도 허용되나 2019년부터 IFPMA가 전문의약품에 대한 기념품 제공을 금지함에 따라 회사명을 기입한(제품명 표기 금지) 펜이나 노트 정도만 제공할 수 있다.[1,5] 제품설명회 시 숙박 제공이 예정된 경우 회원사는 제품설명회 개최 60일 전에 협회에 해당 제품설명회 개최 승인을 신청해 사전 승인을 받아야 한다.[5] 숙박을 제공하지 않는 경우 개최 일주일 전에 협회에 신고하면 되고, 온라인 제품설명회의 경우 참석자에 대한 경제적 이익 제공이 없는 경우 협회에 신고할 필요 없다.[5] 제품설명회는 주로 사업부가 개최하고 의학부가 지원하는 형태였으나 최근 의학부도 직접 개최하는 경우가 많아지고 있어 학술담당자도 관련 규정을 잘 이해할 필요가 있다.

## 제14조, 시판후조사 외 임상활동

약사법 시행규칙 〔별표 2〕 허용되는 경제적 이득에 임상시험 지원과 시판후조사PMS는 포함됐으나 그 밖의 관찰(비중재)연구는 구체적으로 명시돼 있지 않다.[6] IND 승인도 필요 없고, 4상 임상시험도 아닌 관찰연구의 지원 범위는 사각지대에 놓이게 됐다. 과거부터 관찰연구는 많이 시행해 왔고, 최근 RWD/RWE 중요성이 강조됨에 따라 다양한 형태의 관찰연구가 진행되고 있는데 관찰연구 연구비를 시판후조사에 준해 산정하다 보니 연구 진행에 어려움이 많다. 앞으로 관찰연구에 대한 이해를 바탕으로 허용되는 경제적 이득에 관찰연구가 추가되기를 기대한다. 4상 임상시험, 관찰연구 및 연구자주도연구에 대해서는 KRPIA 임상활동지침Clinical Activity Guideline: CAG을 참고한다. 임상활동이 단순히 의약품을 홍보하거나 의사의 의약품 처방에 영향을 주기 위한 목적으로 실시되어서는 안 된다.[5]

### 제16조, 강연 및 자문

허용되는 경제적 이득에 강연과 자문은 포함되지 않았으나 공정경쟁규약 제16조 제1항 제1호는 의약학적 및 전문적 정보 습득 목적에서 그 필요성이 객관적으로 인정되는 경우 허용했다.[5] 제1항 제2호에 따라 회원사는 강연 또는 자문을 의뢰할 보건의료전문가를 선정함에 있어 해당 전문가의 전문성, 지식과 경험 등에 근거해 합리적인 기준을 적용해야 한다.[5] 회사별로 선정기준이 있을 것이다. 보통 의학부가 이런 기준에 따라 보건의료전문가를 추천하거나 추천된 전문가의 적절성을 평가하는 절차를 밟는다. 강연료와 자문료는 보건의료전문가 1인당 1일 100만 원, 연간 3백만 원 상한선이 있으며(강연료는 1시간에 50만 원 이내, 자문료는 1회에 50만 원 이내), 상한선을 넘지 않더라도 동일 또는 유사한 내용의 강연 또는 자문을 특정 보건의료전문가에게 반복해서 의뢰하거나 과도하게 다수의 보건의료전문가에게 의뢰해서는 안 된다.[5]

공정경쟁규약에 포함되지는 않았으나 의약품 시장의 투명성 확보를 위해 2016년 12월 약사법 개정으로 지출보고서 작성제도가 시행됐다. 약사법 제47조의2(경제적 이익 등 제공 내역에 관한 지출보고서 제출 등) 제1항에 따라 의약품공급자는 보건의료종사자에게 제공한 경제적 이익 내역에 관한 지출보고서를 작성해야 한다.[4] 약사법 동조 제3항에 따라 복지부는 지출보고서에 관한 실태조사를 할 수 있는데 약사법 시행규칙 제44조의3(지출보고서에 관한 실태조사 등)은 실태조사를 매년 시행하고 그 결과를 공표하도록 했다.[4,7] 2022년 지출보고서에 관한 서면 실태조사를 2023년 처음 실시했고, 아직 그 결과는 나오지 않았다.

의학부 직원은 학술 교류, 제품정보 전달 및 임상연구 등 다양한 영역에서 일차적으로 학술적인 전문성을 갖추는 것이 중요하다. 나아가 제약산업과 의약품의 특성, 관련된 법·규정, 업계 자율 규약 및 회사 컴플라이언스 규정에 대한 이해를 바탕으로 윤리적인 행동을 통해 고객과 환자들로부터 신뢰를 얻을 수 있어야 한다. 이러한 신뢰가 결국 환자의 건강증진이라는 제약회사 미션을 달성하는 데 밑거름이 될 것이다.

**참고문헌**

1. Code of Practice. IFPMA(International Federation of Pharmaceutical Manufacturers & Associations). Jan 2019.
2. Code of Practice. EFPIA(European Federation of Pharmaceutical Industries and Associations) June 2019
3. Code of Conduct. Medicines Australia. March 2020.
4. 약사법. 2023. 4. 8
5. KRPIA Green Book III. 2019년 1월
6. 약사법 시행규칙 [별표2]. 허용되는 경제적 이익 등의 범위. 2022. 8. 30
7. 약사법 시행규칙. 2022. 8. 30

# 5. 점검 및 실태조사

## 품질 개선을 위한 과정으로 지적사항 긍정적으로 받아들여야

한국 감사원의 영문 명칭은 'The Board of Audit and Inspection of Korea'다. 감사원은 국가기관과 공무원들이 자신들의 직무를 잘하고 있는지, 또 처리한 일이 제대로 이루어졌는지 살펴보고Audit 검사함으로써Inspection 잘못된 것은 바로잡고, 개선이 필요한 것은 고치도록 한다.[1] 감사원이 정부기관을 살펴본다면 각 회사에는 감사팀이 있어 회사 업무가 관련 법과 업계 규약 및 회사의 내부지침에 진행되(었)는지 독립적으로 살피는 역할을 한다.

의약품은 제조 측면에서 GMPGood Manufacturing Practice에 따라 엄격한 품질 기준이 요구되고, 비임상 및 임상시험을 통해 수집되는 안전성 · 유효성 자료도 각각 GLPGood Laboratory Practice와 GCPGood Clinical Practice에 따라 믿을 만한 품질을 유지해야 한다. 이를 위해 의약품과 관련된 모든 업무 시 관련 법 · 규정, 표준작업지침서 및 연구 계획서를 철저히 준수해야 하며, 이런 업무의 전체적인 품질보증Quality Assurance: QA을 위해 품질관리Quality Control: QC, 점검Audit(또는 감사) 및 실태조사Inspection(줄여서 실사)가 중요하다.

품질관리는 해당 업무를 수행하는 팀 · 조직 차원에서 담당하는데 예를 들어, 임상시험 CRAClinical Research Associate의 모니터링(임상시험 진행과정을 감독하고, 해당 임상시험이 계획서, 표준작업지침서 및 관련 규정에 따라 실시 · 기록되는지 검토 · 확인하는 활동[2])은 1차 품질관리다. 해당 CRA의 과제관리자나 팀매니저가 모니터링 활동이 제대로 진행됐는지 구체적으로 검증한다면 2차 품질관리가 된다. 점검은 해당 업무를 수행하는 팀 · 조직이 아닌 별도 점검자가 독립적이고 체계적으로 실시하는 조사를 말하며, 점검자는 해당 업무에 대한 지식과 경험 및 훈련이 필요하다. 실태조사는 식약처 등 규제기관이 업무가 관련 규정에 따라 진행되는지 확인하기 위해 현장에서 공식적으로 조사하는 행위를 말한다.

다국적 제약회사는 본사에 독립적인 점검 조직이 있고, 보통 연간 점검 계획을 미리 공유한다. 점검은 해당 국가의 전반적인 업무Country Audit일 수도 있고, 판촉물 검토 · 승인, 부작용 수집 · 보고,

연구자주도 임상연구 관리 등 특정 업무Process Audit에 대해 여러 나라를 동시에 점검할 수도 있다. 의학부는 보통 3~5년 주기로 전반적인 업무 점검을 받고, 특정 업무에 대해서는 수시로 점검받는다. 예상하지 못했거나 심각한 품질 이슈가 발생하는 경우 별도 점검이 진행될 수 있다. 업무 외주Outsourcing가 많아지고, 다양한 파트너사나 업체와 협업하게 되면서 그들의 업무를 별도로 점검하기도 한다. 국내사의 경우 별도 점검 조직이 없거나 인력이 부족한 경우 외부 전문 업체에 감사를 의뢰할 수 있다.

점검자Auditor는 점검 목적, 계획 및 일정을 알리면서 현장 점검 전에 사전 설문지를 작성할 것을 요청한다. 사전 설문지는 점검을 위한 기초 자료이므로 피점검자는 정확하고 간결하게 답변하고, 그 답변에 대한 근거문서들을 체계적으로 정리하여 전달한다. 점검자는 직원들의 업무나 절차에 대한 이해도와 업무가 표준작업지침서에 따라 진행되는지 확인하기 위해 면접 대상자를 요청한다. 해당 업무나 절차에 대해 이해가 높은 직원을 선정하거나 면접 전에 별도 교육을 제공하여 회사 표준작업지침서에 따라 업무를 수행하고 있음을 증명해야 한다.

현장 점검 시에는 점검자의 질문에 사실을 기반으로 아는 선에서 간결하게 답변하고, 요청하는 문서나 근거를 투명하게 공개·전달한다. 점검 기간이 끝나면 지적사항Findings을 수정하기 어렵기 때문에 설명이 부족했거나 이해가 서로 다른 부분에 대해서는 점검 기간에 충분히 설명하고 해결해야 한다. 점검은 품질보증 체계를 자체적으로 검증하고 활동이므로 지적사항을 부정하거나 너무 예민하게 반응하기보다는 품질 개선을 위한 과정으로 긍정적으로 받아들이는 것이 좋다. 의학부 활동과 관련하여 약사법하에 점검과 실태조사 관련 규정을 몇 가지를 소개한다.

### 임상시험

먼저 임상시험의 과학적이고 윤리적인 수행과 자료의 품질이 중요하므로 '의약품 임상시험 관리기준KGCP'에 해당 내용이 자세하게 기술됐다. KGCP 제8호(의뢰자) 버목(점검)에서 의뢰자는 임상시험이 계획서, 의뢰자 표준작업지침서, 실시기관 표준작업지침서 및 관계 법령에 따라 이루어지는지 점검해야 하며, 점검은 일상적인 모니터링이나 품질관리와는 별도로 실시해야 한다고 했다.[2] 점검 절차에 대해서는 점검대상, 점검방법, 점검빈도, 점검보고서의 서식 및 내용 등에 관한 점검지침을 마련하여야 한다고 했다.[2] 서목(위반사항에 대한 조치)에서 의뢰자가 위반 사실을 알게 된 경우 즉시 이를 시정하고 재발방지 조치하도록 했다.[2]

또한 KGCP 제10호(실태조사 등)는 식약처는 진행 중이거나 종료된 임상시험에 대해 임상시험 의뢰자, 수탁기관, 실시기관이 KGCP에 따라 적절히 수행했는지 판정하기 위해 실태조사를 할 수 있다고 했다.[2] 식약처는 품목허가 검토시 해당 품목허가 신청과 관련하여 안전성 · 유효성 입증의 근거가 되는 핵심pivotal 임상시험을 실태조사 대상으로 명시했다.[2] 동일 임상시험에 대한 실태조사 범위는 등록된 시험대상자의 수, 이상반응 발생 여부 및 임상시험 수행 경험 등을 고려하여 조정할 수 있다.[2] 임상시험 실태조사는 임상시험의 과학적이고 윤리적인 수행과 제출된 임상시험 자료의 신뢰성을 평가하는 것이므로 품목허가에 매우 중요하다.

식약처는 의약품 임상시험 실태조사의 투명성 · 신뢰성 확보 및 임상시험 수준 향상을 위해 실태조사 결과의 정보 공개 제도를 시행한다고 2023년 7월 공지했다.[3] 공개 대상은 2023년 1월부터 실시한 의약품 품목허가 임상시험 실태조사(업체 대상)와 의약품 임상시험실시기관 정기 실태조사(기관 대상)다.[3] 공개 내용은 1단계로 업체 · 기관 사전 의견 조회 후 실태조사 개요 및 지적사항 정도의 요약정보에 한정하여 우선 공개하고, 2단계로 약사법 개정 후 상세 결과를 공개할 예정이다.[3] 의약품 임상시험 실태조사 결과가 공개될 예정이므로 임상시험 품질관리에 더욱 만전을 기해 실태조사 준비도 철저히 해야 한다.

### 재심사를 위한 시판후조사

'신약 등의 재심사 기준'도 실태조사를 명시했는데 제8조(시판후조사의 신뢰성 조사 등)에서 식약처는 실시 중이거나 이미 완료된 시판후조사의 적정성과 시판후조사를 실시한 기관의 신뢰성을 확인하기 위해 시판후조사와 관련된 제반 사항에 대하여 실태조사를 할 수 있다고 했다.[4] 하지만 시판후조사의 실태조사는 통상적인 절차는 아니고, 시판후조사 실시 중 심각한 위반사항이 발생하거나 재심사 과정에서 필요시 진행될 수 있다.

### 시판 후 안전관리

'의약품 등 시판 후 안전관리기준' 제3호(조직/인력 등) 마목에서 의약품 품목허가를 받은 자는 업무기준서에 따라 실시한 안전관리 업무에 대해 정기적으로 자율 점검을 하도록 했다.[5] 자율 점검 범위에 대해서는 본사의 점검이 포함될 수 있으나 이것으로 모든 자율 점검을 갈음할 수는 없으며, 국내 시판 후 안전관리에 필요한 사항을 충분히 반영한 업무기준서 등을 마련하여 자율 점검을 실시하도록 권고했다.[6]

### 지출보고서 제출

약사법 제47조2(경제적 이익 등 제공 내역에 관한 지출보고서 제출 등) 제1항에 따라 의약품공급자는 보건의료종사자에게 제공한 경제적 이익 내역에 관한 지출보고서를 작성해야 하고, 제3항에 따라 복지부는 지출보고서에 관한 실태조사를 해야 한다.[7] 약사법 시행규칙 제44조의3(지출보고서에 관한 실태조사 등)은 실태조사를 서면 또는 현장조사로 매년 실시하고 그 결과를 공표하도록 했는데 2022년 지출보고서에 대한 실태조사가 2023년 처음 서면으로 실시됐고, 아직 그 결과는 공표되지 않았다.[8] 의학부 활동 중 의사에게 강연료나 식사비 등 경제적 이익을 제공하면 정확한 내역을 회사에 보고하여 지출보고서 작성에 포함해야 한다.

| 구분 (Grading) | 기준 | 후속 조치 |
|---|---|---|
| 중대한 (Critical) | • 시험대상자의 안전 · 권리 · 복지나 시험 결과의 품질, 완결성에 부정적인 영향을 미쳤거나 미칠 가능성이 있는 경우 | • 관련 규정에 따른 행정처분 등 조치<br>• 기한 내 시정 및 예방조치 제출 요청<br>• 결과보고서의 신뢰성 불인정 가능 |
| 중요한 (Major) | • 중대(Critical)하지 않으나 시험대상자의 안전·권리·복지나 시험 결과의 품질, 완결성에 부정적인 영향을 미쳤거나 미칠 가능성이 있는 경우<br>- 자료의 심각한 품질 저하, 비중요 근거문서 부재, 자료 조작 또는 의도적으로 왜곡된 해석 등 | • 관련 규정에 따른 행정처분 등 조치<br>• 기한 내 시정 및 예방조치 제출 요청 |
| 기타 (Minor) | • 시험대상자의 안전·권리·복지나 시험 결과의 품질, 완결성에 부정적인 영향을 미칠 가능성이 적은 경우<br>- 자료의 경미한 품질 저하, 비중요 근거문서의 부재, 반복적으로 발생한 경미한 미준수 사항 등 | • 기한 내 시정 및 예방조치 제출 요청 |

〈표 1〉 실태조사 지적사항 분류[9]

점검이나 실태조사를 통해 환자의 안전, 자료의 신뢰성 및 규정 준수에 미치는 실제적인 또는 잠재적인 품질 이슈Quality Issue가 발견되면 지적사항을 바탕으로 시정과 재발방지 계획을 세워야 한다. 지적사항의 분류는 식약처 임상시험 실태조사 기본계획에서 제시한 〈표 1〉을 참고한다.[9] 점검과 실태조사의 시행 주체 및 대상 업무에 따라 평가 기준과 후속 조치는 상이할 수 있으나 지적사항의 분류는 대체로 유사하다.

권고를 제외한 모든 지적사항에 대해 당장 교정Correction할 수 있는 것은 바로잡는다. 하지만 교정은 지적사항의 원인을 제거한 것은 아니므로 해당 품질 이슈의 근본 원인을 분석하여RCA: Root Cause Analysis, 그 원인에 따라 재발방지를 위한 계획CAPA: Corrective and Preventive Action을 세워야 한다. 시정조치Corrective Action는 해당 원인으로 인한 재발방지가 목적이고, 예방조치Preventive Action는 다른 원인에 의한 잠재적인 발생까지 예방하는 것을 목적으로 한다. 보통 Critical 또는 Major 지적사항에 대해서는 RCA를 통해 CAPA 계획을 세워야 한다. 계획한 CAPA 수행이 완료되면 품질 이슈가 재발하지 않았는지 효과성을 확인Effectiveness Check하고, 재발했다면 기존 CAPA가 효과적이지 않았으므로 다시 CAPA 계획을 세워야 한다.

임상시험, 시판후조사, 약물감시 및 의학부 업무의 품질보증을 위해 단계별 체계를 수립해야 한다. 1차적으로 업무 담당자가 표준작업지침서나 규정에 따라 업무를 잘 수행하고, 담당자의 사수나

관리자가 다시 확인해야 한다. 환자의 안전이나 의약품 품질에 중요한 업무에 대해서는 해당 업무에 관여하지 않는 제3자나 외부 전문가가 독립적 · 객관적으로 점검을 실시하여 품질 이슈를 사전에 발견하고 교정 및 재발방지 계획을 세워야 한다. 이런 과정을 통해 업무 품질을 높이면 규제기관의 실태조사도 자연스럽게 대비할 수 있다.


**참고문헌**

1. 감사원 홈페이지. https://www.bai.go.kr/child/intro/works (2023. 7. 8)
2. 의약품 임상시험 관리기준. 의약품 등의 안전에 관한 규칙 [별표4]. 2022.12. 7
3. 의약품 임상시험 실태조사 결과 정보 공개 제도 시행 알림. 식약처 임상정책과. 2023. 7. 26
4. 신약 등의 재심사 기준. 2023. 3. 28
5. 의약품 등 시판 후 안전관리기준, 의약품 등의 안전에 관한 규칙 [별표4의3]. 2022. 12. 7
6. 의약품 등 시판 후 안전관리기준 QnA. 식약처 의약품 안전평가과.
7. 약사법. 2023. 4. 8
8. 약사법 시행규칙. 2022. 8. 30
9. 2023년도 의약품 임상시험 실태조사 기본계획. 식약처 임상정책과. 2023. 1.

# 6. 의약품 허가초과 사용

## 의학적으로 타당하고 환자의 기대 이득이 위험보다 큰 경우만 고려

약사법 제31조(제조업 허가 등)와 제42조(의약품 등의 수입허가 등)에 따라 의약품 제조업자가 제조한 의약품을 판매하거나 수입업자가 수입하려는 경우 품목별로 식약처의 제조판매 또는 수입 품목허가를 받아야 한다.[1] 따라서 의약품을 환자에게 사용하기 위해서는 품목허가가 선행되어야 하나 예외적으로 품목허가 이전이라도 임상시험에 참여하거나 임상시험용의약품의 치료목적 사용을 통해 개발중 인 의약품을 환자에게 사용할 수 있다.

제약회사는 의약품의 허가받은 사항 외의 광고를 할 수 없는데 의사는 품목허가된 의약품을 허가된 사항 이외로 사용할 수 있을까? 이런 경우를 '의약품 허가초과 사용Off-Label Drug Use'이라 하는데 규제기관이 승인하여 해당 의약품의 제품에 고지하는 효능 · 효과, 용법 · 용량 및 사용상 주의사항 이외의 사용으로 정의한다.[2] 넓은 의미로는 허가된 사용 적응증, 용량, 요법, 투약경로, 금기사항을 벗어난 모든 경우를 말하고, 좁은 의미로는 허가된 사용 적응증을 벗어나는 것을 말한다. 의약품은 허가사항 내에서만 사용해야 하나 명확한 의학적 요구에 따라 허가사항을 벗어나 사용되는 의약품의 허가초과 사용과 관련한 기준과 절차를 설명한다.

국민건강보험 요양급여의 기준에 관한 규칙(이하 요양급여기준) 제5조(요양급여의 적용기준 및 방법)에 따르면 요양급여의 적용기준 및 방법에 관한 세부사항은 보건복지부가 정하여 고시한다.[3] 하지만 중증환자에게 처방 · 투여하는 약제에 대한 요양급여 적용기준 및 방법에 관한 세부사항은 중증(암)질환심의위원회의 심의를 거쳐 건강보험심사평가원(이하 심평원)이 정하여 공고한다.[3] 의약품의 허가초과 사용을 위한 절차도 일반적인 요양급여 절차와 유사하다. 중증질환심의위원회 심의사항에 요양기관에서 신청한 허가초과 항암요법 심의에 관한 사항도 포함되기 때문이다.[4]

요양급여기준의 〔별표 1〕인 '요양급여의 적용기준 및 방법' 제3호(약제의 지급)에 따라 의약품은 허가된 사항(효능 · 효과 및 용법 · 용량 등)의 범위 안에서 환자의 증상 등에 따라 적절하게 처방 · 투여해야 한다.[5] 다만, 진료상 반드시 필요하다고 보건복지부가 정하여 고시하는 경우 허가된 사항의 범위를 초과해 처방·투여할 수 있으며, 중증환자에게 처방·투여하는 약제의 경우 심평원이 공고한 범위 안에서 허가초과 사용이 가능하다.[5] 중증환자의 경우 현재 암질환 분야에서만 활발하게 활용되고 있다.

'허가 또는 신고범위 초과 약제 비급여 사용승인에 관한 기준 및 절차'를 바탕으로 구체적인 절차를 설명한다. 먼저 적용 대상은(제2조) 허가받은 약제 중 요양급여대상으로 급여목록표에 고시되어 있는 약제를 허가 범위를 벗어나 처방·투여하고자 하는 경우(허가초과 사용)로 다음 어느 하나에 해당하는 경우이다. 앞서 언급한 대로 중증환자에게 처방·투여하는 약제는 제외한다(중증질환심의위원회에서 별도로 심의).[6]

- 대체 가능한 약제가 없는 경우
- 대체 가능한 약제가 있으나 투여 금기 등으로 투여를 할 수 없는 경우
- 대체 가능한 약제의 투여나 대체치료법보다 비용효과적이거나 부작용이 적고 임상적으로 치료효과가 높을 것으로 기대되는 경우

허가초과 사용승인 신청은 임상시험실시기관으로 지정된 요양

기관만 가능하나 건강보험심사평가원이 예외적으로 인정한 약제에 대해서는 일반 요양기관에서도 허가초과 사용승인을 신청할 수 있다(제3조).[6] 이 경우 대한의사협회, 대한병원협회, 대한치과의사협회 또는 의료법 제77조 제4항에 따른 전문과목별 관련 학회는 심평원에 특정 약제의 허가초과 사용에 대해 일반 요양기관도 사용승인 신청이 가능하도록 확대를 요청할 수 있다(제3조의2).[6] 확대 요청이 승인되면 일반 요양기관도 허가초과 사용승인을 신청할 수 있다.

요양기관이 임상시험실시기관인 경우 허가초과 사용승인 절차를 간단히 요약한다(제4조).[6]

1. 허가초과 사용승인을 받으려는 요양기관은 요양기관에 설치된 임상시험심사위원회IRB의 심사를 거쳐 의학적 타당성이 인정되는 경우 심사일로부터 15일 이내에 심평원에 신청서와 근거자료를 첨부하여 승인을 신청한다.
2. 심평원은 신청이 의학적 근거의 범위 및 기준에 적합하고 약제의 허가초과 사용의 타당성이 인정되면 이를 승인할 수 있다. 이때 심의를 위하여 식품의약품안전처에 신청 내용이 의학적 근거의 범위 및 기준에 적합한지에 대한 평가를 요청한다.
3. 심평원은 평가 결과를 신청한 요양기관에 통보한다. 요양기관은 심평원의 사용승인 후 허가초과 약제를 사용할 수 있으나

IRB 심사일로부터 15일 이내에 신청한 경우 심평원의 승인 통보 전이라도 신청 약제를 비급여로 사용할 수 있다.

위 기준 및 절차의 〔별표〕에 '의학적 근거의 범위 및 기준'도 구체적으로 제시했다. 의학적 근거의 범위는 교과서, 국내·외 임상진료지침, 공인된 학술지에 게재된 임상연구문헌, 제 외국의 약제 허가사항 등으로 했다.[7] 의학적 근거수준의 기준은 무작위 대조군 시험을 대상으로 한 체계적 문헌고찰, 무작위 대조군 시험 또는 분석적 관찰연구를 대상으로 한 체계적 문헌고찰 이상으로 제시했다.[7] 다만, 희귀질환에 사용하고자 하는 경우 이보다는 근거수준을 완화했다.

마지막으로 요양기관의 의무사항(제5조)으로 환자에게 해당 처방·투약이 허가된 사항의 범위를 벗어난 것이라는 내용과 함께 투약 계획 및 소요 비용, 예상되는 부작용의 종류 및 부작용 발생 시 대응 계획, 대체 가능한 치료법 유무에 대해 설명하고, 환자가 충분한 설명을 들은 후 투약 여부를 결정할 수 있도록 했다.[6] 또한 요양기관은 매년 3월 말까지 전년도에 사용한 해당 약제의 사용 내역을 이상사례·약물이상반응 보고서와 함께 심평원에 제출해야 한다. 심평원은 보고받은 비급여 사용 내역을 평가하여 안전성과 유효성이 인정되지 않는 경우 요양기관에 비급여 사용승인 결정을 취소할 수 있다.[6] 허가초과 사용은 비급여이나 요양급여가 필요하다고 판

단되는 경우 보건복지부에 요양급여를 요청할 수도 있다.[6]

항암제에 대해서는 심평원 공고인 '암환자에게 처방·투여하는 약제에 대한 요양급여의 적용기준 및 방법에 관한 세부사항'을 참고한다. 전반적인 절차는 일반약제와 유사하나 IRB 역할을 다학제적위원회가, 식약처 역할을 암질환심의위원회가 하는 것이 큰 차이점이다. 허가초과 항암요법의 인정되는, 검토 중인 및 인정되지 않는 요법과 허가초과 일반약제의 불승인 사례는 심평원 홈페이지에서 확인할 수 있다.

제약회사는 약물의 기전과 특성, 의학적 미충족 수요 및 비즈니스 전략 등을 고려하여 특정 환자군을 대상으로 신약을 개발한다. 임상시험에서는 의약품의 효과는 늘리고, 부작용은 줄이기 위해 엄격한 포함·제외 기준을 바탕으로 대상자를 선정하므로 의약품이 허가되더라도 실제 사용될 수 있는 환자군(적응증)은 제한될 수 있다. 따라서 의약품의 입증된 효능에 더해 다양한 연구결과와 의사의 실제 사용 경험을 통해 의약품의 잠재적 효능에 대한 기대가 있을 수 있고, 이런 기대를 바탕으로 특수한 상황에서 허가초과 사용이 필요할 수 있다. 하지만 허가초과 사용은 의약품의 유효성과 안전성이 충분히 확립되지 않았으므로 담당의사는 의학적 타당성과 대체 가능성을 바탕으로 환자의 기대 이득이 위험보다 큰 경우에만 고려해야 한다. 제약회사는 규제기관으로부터 승인된 허가사항을 바탕으로 의약품을 판매해야 하므로 허가초과 사용을 판촉할 수 없고, 의사에게 허가초과 사용을 유도해서도 안 된다. 그러므로 요양기관의 담당의사가 허가초과 사용을 직접 신청하는 것이다.

**참고문헌**


1. 약사법. 2023. 4. 8
2. 이상무. 바람직한 의약품 허가초과사용. J Korean Med Assoc 2018 March;61(3):140-146.
3. 국민건강보험 요양급여의 기준에 관한 규칙. 2022. 10. 13
4. 중증질환심의위원회 운영규정. 심평원 약제기준부. 2022. 9. 26
5. 요양급여의 적용기준 및 방법. 국민건강보험 요양급여의 기준에 관한 규칙 [별표1]. 2021. 3. 26.
6. 허가 또는 신고범위 초과 약제 비급여 사용승인에 관한 기준 및 절차. 보건복지부. 2020. 7. 1
7. 허가초과 사용약제의 비급여 사용승인을 위한 의학적 근거의 범위 및 기준. 허가 또는 신고범위 초과 약제 비급여 사용승인에 관한 기준 및 절차 [별표]



감사의 글

본 챕터를 위해 자료를 제공하고 조언하신 이지은 님에게 감사드립니다.

# 7. 희귀의약품

## 희귀질환 환자들이 적시에 치료 기회를 얻기를 기대

희귀의약품을 설명하기 전에 희귀질환에 대해 먼저 알아보자. 희귀질환 관리법은 유병인구가 2만 명 이하이거나 진단이 어려워 유병인구를 알 수 없는 질환으로 희귀질환 관리법 시행규칙에 따라 지정된 질환으로 정의했다.[1] 시행규칙 제2조(희귀질환 지정 기준 및 절차)에 따르면 질병관리청은 질환에 대한 유병인구 수, 질환 진단에 대한 기술적 수준, 질환의 치료 가능성, 질환의 진단 및 치료 등에 대한 사회경제적 비용 수준 등을 고려하여 희귀질환관리위원회의 심의를 거쳐 지정할 수 있다.[2] 2022년까지 1,165개 희귀질환이 지정돼 있다.[3] 희귀질환 관리법 제12조(의료비 지원사업)는 국가와 지방자치단체가 희귀질환자의 경제적 부담 능력을 고려하여 희귀질

환의 진단 및 치료 비용을 지원할 수 있도록 했다.[1]

희귀의약품이란 앞서 정의한 희귀질환을 진단하거나 치료하기 위한 목적으로 사용되는 의약품이거나 적용 대상이 드문 의약품으로서 대체 가능한 의약품이 없거나 대체 가능한 의약품보다 현저히 안전성 · 유효성이 개선된 의약품으로서 식약처의 지정을 받은 의약품을 말한다.[4] 희귀의약품 지정에 관한 규정 제2조(지정기준)은 국내에서 임상시험 단계에 있는 '개발단계 희귀의약품'을 별도로 정의했는데 지정기준은 다음 조건을 모두 만족해야 한다.[5]

1. 국내 환자 수(유병인구)가 2만 명 이하인 질환에 사용되는 의약품
2. 적절한 치료 방법과 의약품이 개발되지 않은 질환을 위해 개발하거나 대체의약품보다 현저히 안전성 · 유효성 개선이 예상되는 경우(여기서 의약품은 희귀의약품으로 지정 · 허가된 것은 제외)
3. 국내에서 희귀의약품으로 개발계획의 타당성이 인정될 것

의약품 제조업자, 위탁제조판매업자 또는 수입자는 희귀의약품 지정신청서를 식약처에 제출하고, 식약처는 기준에 적합하면 희귀의약품으로 지정한다.[5] 2023년 6월 시점으로 희귀의약품 지정 공고 현황을 보면 희귀의약품은 345개, 개발단계 희귀의약품 43개가 지정됐다.[6]

희귀질환의 종류는 많으나 질환별 환자 수가 적어 희귀질환 치

료제를 개발하더라도 소수의 환자에게만 사용할 수 있다. 그래서 제약회사들이 시장성이 적어 선뜻 희귀질환의약품 개발에 나서지 않아 관심을 두지 않는다는 의미에서 영어로 'Orphan Drug'이라고 표현하게 됐다. 1983년 희귀질환을 위한 신약개발을 촉진하고자 미국에서 희귀의약품법Orphan Drug Act이 통과됐고, 희귀의약품을 개발하는 제약사에 여러 혜택을 부여하면서 신약개발이 본격화됐다. 한국에서는 2015년 희귀질환 관리법이 제정됐고, 제18조(의약품 생산 및 판매 지원 등)에 국가와 지방자치단체는 희귀질환의 진단과 치료를 위한 의약품을 생산하거나 판매하는 자에게 필요한 행정적·재정적 지원을 할 수 있다고 했다.[1] 약사법과 의약품 등의 안전에 관한 규칙에 명시된 희귀의약품과 관련된 특례를 살펴본다.

### 약사법 관련[4]

**제31조(제조업 허가 등)**

제약사는 필요한 시설을 갖추고 제조업 허가를 받아야 하고, 판매를 위해 품목허가를 받거나 품목신고를 해야 한다. 한국희귀의약품센터에서 취급하는 희귀의약품은 식약처에 위탁제조판매업 신고 후 품목별로 품목허가를 받아 제조업자에게 위탁제조하여 판매가 가능하다.

**제35조(조건부 허가 등)**

희귀의약품의 품목허가 신청 시 인체에 대한 안전성·유효성 등을 확증하기 위해 임상시험 자료 등을 별도로 정하는 기간 내에 제출할 것을 조건으로 중앙약사심의위원회 의견을 들어 품목 조건부 허가를 할 수 있다.

**제35조의4**(우선심사 대상 지정)

제약사는 식약처에 개발 중인 희귀의약품을 우선심사 대상으로 지정하여 줄 것을 신청할 수 있다. 식약처가 우선심사 대상으로 지정하면 그렇지 않은 의약품보다 우선하여 심사를 받을 수 있다.

**44조**(의약품 판매)

약국 개설자가 아니면 의약품을 판매하거나 판매할 목적으로 취득할 수 없으나 한국희귀의약품센터는 가능하다. 약사법 제92조(센터의 사업)에 따라 센터에 조제실을 설치하고, 센터 직원 중 약사를 지정하여 조제 및 투약 업무를 할 수 있다.[4]

### 의약품 등의 안전에 관한 규칙 관련[7]

**제22조**(신약 등의 재심사대상 등)

식약처는 희귀의약품의 경우 재심사를 면제할 수 있다. 하지만 희귀의약품은 품목허가 신청 시 위해성관리계획을 제출해야 하는데 위해성 완화 조치 방법에 주목해야 한다.[7,8] 희귀의약품은 위해성 완화 조치 방법으로 시판일로부터 2년 이내에 모든 투약 환자에 대해 부작용 발현, 기대하는 효과 등 안전성 · 유효성에 관한 조사를 실시해야 한다고 '위해성관리계획의 작성방법'에 명시됐다.[9] 따라서 희귀의약품은 재심사 대상은 아니나 위해성관리계획에 따라 결국 시판후조사 형태로 시판 첫 2년 동안 전수조사가 필요하다.

**제57조(의약품 등의 수입업 신고 및 수입품목허가·신고 절차의 생략)**

한국희귀의약품센터가 희귀의약품 및 희귀질환자 치료용 의약품의 공급을 위해 직접 수입하는 품목은 식약처의 수입 품목허가나 신고 대상에서 제외할 수 있다.

**제60조(수입자 등의 준수사항 등)**

수입관리자는 의약품 및 자재의 입고부터 출고까지 필요한 시험검사 또는 검정을 철저히 해야 한다. 다만 희귀의약품은 생산국 또는 원 제조원에서 실시한 해당 의약품에 대한 시험검사 또는 검정 성적서로 수입자의 시험검사 또는 검정을 갈음할 수 있다.

이렇게 희귀의약품으로 지정되면 약사법 및 의약품 등 안전에 관한 규칙 등에 따라 다양한 혜택이 부여되므로 희귀의약품을 개발하는 제약사는 관련 규정을 잘 이해하고, 혜택을 충분히 활용해야 한다. 따라서 일단 식약처로부터 희귀의약품 지정을 받는 것이 중요하다.

약사법 제91조(한국희귀/필수의약품센터의 설립)에 따라 희귀의약품과 국가필수의약품 및 그 밖에 식약처가 국민보건상 긴급하게 도입할 필요가 있거나 안정적 공급지원이 필요하다고 인정한 의약품에 대한 각종 정보 제공 및 공급을 위해 한국희귀·필수의약품센터를 두고 있다.[4] 1999년 개원한 센터의 주요 사업(제92조)은 해당 의약품과 관련한 각종 정보 수집 및 전산망 구축, 해당 의약품의 공급 및 비축, 해당 의약품의 위탁제조 및 판매 등이다.[4] 환자 치료에 꼭 필요하지만 국내에 유통되지 않는 희귀 · 필수의약품을 해외에서 수입해 직접 공급하고 있으니 의약품 구입이 필요하면 홈페이지를 통해 신청 정보를 확인한다.[10]

2023년 6월 KoNECT 뉴스레터 주제인 '2028년 희귀의약품 글로벌 동향 예측'을 보면 전 세계 희귀의약품 시장 규모는 2018년 1,002억 달러에서 2028년 3,000억 달러에 이르고, 전체 전문의약품 매출액 중 희귀의약품이 차지하는 비중도 12.0%에서 18.4%까지 증가할 것으로 전망했다.[11] FDA가 승인한 합성의약품 신약 중 희귀의약품이 차지하는 비중도 증가하여 2010년 29%였으나 2020년 이후에는 절반 이상이 희귀의약품인 것으로 나타나 희귀질환을 위한 신약개발이 활발함을 알 수 있다.[11] 희귀질환 수에 비해 희귀의약품에 대한 미충족 의료수요가 여전히 존재하므로 앞으로 희귀의약품에 대한 연구 · 개발이 지속될 것으로 예상된다.

2023년 4월 한국글로벌의약산업협회KRPIA가 발표한 '희귀질환 치료제 접근성 현황 및 보장성 강화 방안에 관한 연구' 결과를 보면 한국에서 지난 10년(2012~2022년) 동안 허가된 희귀의약품(136개)의 보험급여율은 52.9%로 낮았다. 또한 희귀의약품 또는 항암제가 국내에서 허가부터 보험급여까지 소요 기간은 평균 27.4개월로 희귀의약품의 접근성 향상의 필요성이 제기됐다.[12] 희귀질환은 진단도 어렵고, 치명적이거나 장애를 초래하는 경우가 많으므로 적절한 치료제가 있는 경우 환자들이 적시에 치료 기회를 얻을 수 있기를 기대한다.

**참고문헌**

1. 희귀질환 관리법. 2020. 9. 12
2. 희귀질환 관리법 시행규칙. 2023. 3. 8
3. 질병관리청 홈페이지. 정책정보. 만성질환(희귀질환관리). (2023. 7. 11)
4. 약사법. 2023. 4. 8
5. 희귀의약품 지정에 관한 규정. 식약처 의약품정책과. 2018. 6. 1
6. 식약처 홈페이지. 알림. 공지/공고. (2023. 7. 11)
7. 의약품 등의 안전에 관한 규칙. 2023. 3. 8
8. 의약품의 품목허가/신고/심사 규정. 2021. 11. 11
9. 위해성관리계획의 작성방법. 의약품의 품목허가/신고/심사 규정 [별표 6의2]
10. 한국희귀/필수의약품센터 홈페이지. 기관소개. (20230711)
11. 2028년 희귀의약품 글로벌 동향 예측. KoNECT Newsletter. 2023. 6
12. 희귀질환치료제 접근성 현황 및 보장성 강화 방안에 관한 연구. KRPIA 보도자료. 2023. 4

# 8. 약사법

## 약사법과 관련 규정에 대한 문해력이 중요

지금까지 의학부의 여러 업무와 활동을 소개하면서 가장 많이 인용한 참고문헌은 '약사법'이다. 헌법 아래 많은 법령이 있는데 법령 체계도는 〈그림 1〉과 같다. 2023년 7월 시점 1,604건의 법률이 있고, 약사법이 그중 하나다.[1] 법률인 약사법 아래 시행령인 약사법 시행령(대통령령)이 있고, 시행규칙인 의약품 등의 안전에 관한 규칙(총리령)과 약사법 시행규칙(부령)이 있다. 시행령과 시행규칙하에 행정규칙이 있는데 다양한 식품의약품안전처 고시(예, 신약 등의 재심사 기준, 희귀의약품 지정에 관한 규정)들이 해당한다. 법률, 시행령, 시행규칙 및 행정규칙은 법령이므로 반드시 지켜야 한다.

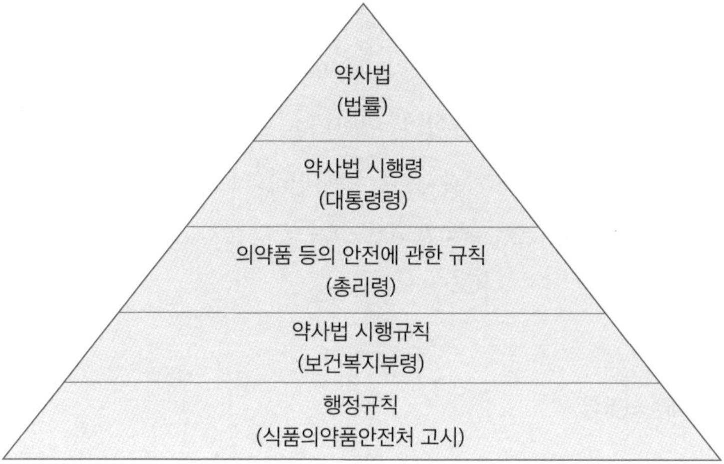


〈그림 1〉 법령 체계도

의학부 직원들은 주로 학술 업무를 담당하므로 학술 논문이나 치료 가이드라인은 자주 접하지만 법령에 대해서는 이해가 부족한 경우가 많다. 그래서 마지막 챕터로 약사법을 선택했고, 의학부 업무와 관련된 약사법 조항을 인용했으니 앞선 챕터의 내용들과 함께 입체적으로, 하위 법령들과 함께 체계적으로 이해하기 바란다. 약사법 조항의 원문을 그대로 인용하지는 않았고, 필요한 부분만 발췌하여 가급적 알기 쉽게 표현하고 간단한 설명을 추가했다.

**제1조(목적)**

이 법은 약사(藥事)에 관한 일들이 원활하게 이루어질 수 있도록 필요한 사항을 규정하여 국민보건 향상에 기여하는 것을 목적으로

한다.[2]

⇨ 제약회사에 처음 입사했을 때 약사법을 약사(藥師, Pharmacist)들을 위한 법으로 착각했었다. 약사법은 약에 대한 일을 규정하는 법이므로 '일 사(事)' 자를 쓰고, 약사법에 따라 약에 관한 업무를 담당하는 사람으로서 보건복지부 면허를 받은 약사는 '스승 사(師)' 자를 쓴다.

**제2조(정의)**

1호. 약사(藥事)란 의약품과 의약외품의 제조, 조제, 감정, 보관, 수입, 판매와 그 밖의 약학 기술에 관련된 사항을 말한다.

4호. 의약품이란 대한민국약전에 실린 물품 중 의약외품이 아닌 것 또는 사람이나 동물의 질병을 진단, 치료, 경감, 처치 또는 예방할 목적으로 사용하는 물품 중 기구, 기계 또는 장치가 아닌 것 또는 사람이나 동물의 구조와 기능에 약리학적 영향을 줄 목적으로 사용하는 물품 중 기구, 기계 또는 장치가 아닌 것

8호. 신약이란 화학구조나 본질 조성이 전혀 새로운 신물질의약품 또는 신물질을 유효성분으로 함유한 복합제제 의약품으로 식약처가 지정하는 의약품

9호. 일반의약품이란 오남용될 우려가 적고, (치과)의사 처방 없이 사용하더라도 안전성 및 유효성을 기대할 수 있는 의약품 또는 질병 치료를 위해 (치과)의사의 전문지식이 없어도 사용할 수 있는 의약품 또는 의약품의 제형과 약리작용상 인체에 미치는 부작용이

비교적 적은 의약품

10호. 전문의약품이란 일반의약품이 아닌 의약품

15호. 임상시험이란 의약품 등의 안전성과 유효성을 증명하기 위해 사람을 대상으로 해당 약물의 약동, 약력, 약리, 임상적 효과를 확인하고 이상반응을 조사하는 시험(생물학적 동등성시험 포함)

18호. 희귀의약품이란 희귀질환을 진단하거나 치료하기 위한 의약품 또는 적용 대상이 드문 의약품으로서 대체 가능한 의약품이 없거나 대체 가능한 의약품보다 현저히 안전성 또는 유효성이 개선된 의약품으로서 식약처의 지정을 받은 것

⇨ 본 책에서는 특별한 언급이 없으면 전문의약품, 특히 신약을 기준으로 설명했다. 임상시험은 중재를 통해 의약품의 안전성과 유효성을 입증하려는 것이고, 중재가 없는 경우 관찰연구라 한다. 임상시험과 관찰연구를 포함하는 큰 개념을 임상연구라 할 수 있고, 자세한 내용은 임상연구 편의 '3. 임상연구의 설계' 챕터를 참고한다.

**제18조(중앙약사심의위원회)**

복지부와 식약처의 자문을 위해 식약처에 중앙약사심의위원회를 둔다.

⇨ 본 책에서 중앙약사심의위원회를 언급하지는 않았으나 약사와 관련된 중요한 의사결정을 위해 복지부와 식약처가 자문을 요청할 수 있다. 주요 기능은 대한민국약전의 제정과 개정에 관한 사항,

의약품 등의 기준, 의약품 등의 안전성 · 유효성에 대한 조사, 연구 및 평가에 관한 사항, 의약품 부작용 피해구제에 관한 사항, 의약품 분류에 관한 사항 등을 심의한다(약사법 시행령 제13조).[3]

**제31조(제조업 허가 등)**

의약품 제조업을 하려는 자는 필요한 시설을 갖추고 식약처의 허가를 받아야 하고, 제조한 의약품을 판매하려는 경우 품목별로 식약처의 품목허가를 받거나 품목신고를 해야 한다. 허가를 받거나 신고하려는 품목이 신약 또는 식약처가 지정하는 의약품인 경우 안전성 · 유효성 등에 관한 자료를 제출해야 한다.

**제42조(의약품 등의 수입허가 등)**

의약품등의 수입업을 하려는 자는 식약처에 수입업 신고를 해야 하며, 품목마다 식약처의 허가를 받거나 신고를 해야 한다.

⇨ 제약산업은 대표적인 규제 산업으로 제조 · 수입과 허가 관련 규정이 매우 엄격하다. 신약의 품목허가를 위해 제출해야 하는 서류 중 의학부와 관련된 것은 안전성 · 유효성에 관련된 자료와 위해성관리계획인데 각각 협업 편의 '3. 품목허가(RA팀)'와 약물감시 편의 '2. 의약품 위해성관리계획RMP'을 참고한다.

**제31조의5(의약품 품목허가 등의 갱신)**

의약품의 품목허가 · 신고의 유효기간은 5년으로 한다. 다만 재심사 대상 의약품에 대한 품목허가 유효기간은 해당 의약품에 대한 재심사 기간이 끝난 후부터 적용한다. 유효기간이 끝난 후에도 해당 의약품의 판매를 계속하려면 식약처에 품목허가·신고를 갱신해야 한다.

⇨ 의약품을 사용할 수 있는 유효기간이 있듯이 품목허가에도 유효기간이 있다. 신약 품목허가 시 재심사가 부여되는데 앞으로 재심사가 위해성관리계획으로 통합되면 신약의 유효기간에 대한 재설정이 필요하다. 의약품 품목허가 갱신을 위해 갱신 신청서를 제출할 때 '유효기간 동안 수집된 안전관리에 관한 자료 및 조치계획'을 첨부해야 하므로 약물감시팀의 협조가 필요하다(의약품 등의 안전에 관한 규칙 제20조)[4].

제32조(신약 등의 재심사)

품목허가를 받은 의약품 중 신약 또는 식약처가 지정하는 의약품은 그 품목허가를 받은 날부터 품목에 따라 4년에서 6년이 지난 날부터 3개월 이내에 식약처의 재심사를 받아야 한다.

⇨ 우리나라에서 재심사를 위한 시판후조사는 신약의 품목허가 조건이므로 매우 중요하다. 앞으로 재심사 제도가 위해성관리계획으로 통합되더라도 진행 중인 시판후조사는 완료해야 하고, 그 이후 시판후조사라는 이름은 없어지겠지만 능동적인 약물감시활동의 하나의 행태로 유지될 수 있으므로 임상연구 편의 '9. 재심사, 시판후조사PMS'를 참고한다.

제33조(의약품 등 재평가)

식약처는 품목허가·신고를 받은 의약품 중 그 효능 또는 성분별로 안전성 및 유효성을 검토할 필요가 있거나 의약품 동등성을 입증할 필요가 있는 의약품에 대해 재평가를 할 수 있다.

⇨ 이미 허가된 의약품을 최신 과학 수준에서 안전성 및 유효성을 재검토·평가하거나 의약품 동등성을 입증하려는 방법과 절차를 정함으로써 보다 안전하고 우수한 의약품을 공급하고, 의약품의 합리적 사용을 목적으로 한다(의약품 재평가 실시에 관한 규정 제1조).[5] 재심사 기간 중이거나 재심사 기간 종료 후 3년이 경과하지 않은 품목 및 희귀의약품으로 지정된 의약품 등은 재평가 대상에서 제외한다.[5] 재평가는 시판 후 안전관리 업무 중 하나로 안전관리책임자의 역할이나 업무 자체는 RA가 담당한다.

제34조(임상시험의 계획 승인 등)

임상시험을 하려는 자는 그에 관한 계획서를 작성하여 식약처 승인을 받아야 하며, 승인받은 사항을 변경하려는 경우 변경승인을 받거나 보고해야 한다. 판매 중인 의약품의 품목허가·신고 범위에서 임상적인 효과를 관찰하고 이상반응을 조사하기 위한 임상시험은 식약처 승인을 받지 않을 수 있다. 임상시험용의약품은 임상시험이 아닌 다른 용도로 사용해서는 안 되나 생명을 위협하는 중대한 질환을 가진 환자나 응급환자를 치료하려는 경우 다른 용도에 사용할 수 있다.

⇨ 1, 2, 3상 임상시험을 진행하기 전에 임상시험계획Investigational New Drug: IND에 대한 승인을 받아야 하며 자세한 내용은 임상연구 편의 '4. 임상시험의 수행: 의뢰자 관점'을 참고한다. 임상시험은 임상시험 관리기준GCP에 따라 실시해야 하며 임상연구 편의 '1. 임상연구 윤리'에서 자세히 기술했다. 임상시험용 의약품의 치료목적 사용에 대해서는 임상연구 편의 '10. 임상시험용의약품의 치료목적 사용승인'을 참고한다.

**제34조의2(임상시험실시기관 등의 지정)**

임상시험을 실시하려는 기관과 임상시험 검체분석을 하려는 기관은 시설, 전문인력 및 기구를 갖추어 식약처의 지정을 받아야 한다.

⇨ 우리나라는 지정된 기관에서만 임상시험을 실시할 수 있다. 대부분 대학·종합병원이나 전문병원이 실시기관으로 지정되므로 의원은 임상시험 참여가 불가능하다. 2022년 7월 시점까지 207개 실시기관이 지정돼 있다. 임상연구 편의 '4. 임상시험의 수행: 의뢰자 관점'에서 관련 내용을 참고한다.

**제34조의4(임상시험 종사자에 대한 교육)**

임상시험실시기관과 임상시험 의뢰자는 임상시험에 참여하는 인력(시험책임자, 시험담당자, 심사위원회 위원, 임상시험 모니터 요원 등)의 전문성 향상 및 임상시험대상자 보호를 위해 필요한 교육을 받도록 해야 한다. 식약처는 임상시험 관련 전문 단체 또는 기관 등을 임상시험교육실시기관으로 지정할 수 있다.

⇨ 임상시험 종사자에 대한 교육을 법제화한 것은 그만큼 종사자의 전문성이 임상시험 결과의 신뢰성과 대상자 보호에 중요하기 때문이다. 2023년 7월 기준으로 임상시험 종사자 교육실시기관으로 52개 단체가 지정돼 있다.[6] 임상연구 편의 '1. 임상연구 윤리'의 마지막 부분을 참고한다.

**제34조의5(임상시험안전지원기관 및 중앙임상시험심사위원회)**

식약처는 임상시험안전지원기관을 지정해 심사위원회 운영에 대한 자문, 중앙임상시험심사위원회 운영 지원, 임상시험 안전성정보에 대한 분석 및 연구, 임상시험대상자의 권리보호를 위한 상담 및 정보 제공, 임상시험 관련 홍보 및 교육 지원 등을 수행하도록 한다. 임상시험안전지원기관은 위탁받은 심사업무를 수행하기 위해 중앙임상시험심사위원회를 구성 · 운영할 수 있다.

⇨ 본 조항은 2021년 7월 약사법 개정을 통해 신설됐고, 2022년 7월부터 시행됐다. 식약처는 대한의학회를 임상시험안전지원기관으로 처음 지정했고, 대한의학회는 중앙 IRB를 운영하고 있다.

**제37조의3(의약품의 시판 후 안전관리)**

품목허가를 받은 자는 의사 또는 (한)약사를 두고 신약 등의 재심사, 의약품의 재평가, 부작용 보고 등 시판 후 안전관리업무를 해야 한다. 안전관리업무를 실시하는 자를 안전관리책임자라 한다.

**제37조의4**(안전관리책임자에 대한 교육)

안전관리책임자는 안전관리업무를 시작하는 날부터 6개월 이내에 안전관리업무에 관한 교육을 받고, 이후 정기적인 교육을 받아야 한다.

⇨ 시판 후 안전관리 업무는 크게 네 가지로 의약품 안전에 관한 정보관리, 신약 등의 재심사, 의약품 재평가, 위해성관리계획에 따른 안전관리다. 의약품 재평가는 허가팀RA에서 담당하고, 나머지는 약물감시팀을 비롯한 의학부에서 담당한다. 안전관리책임자의 구체적인 업무와 책임은 임상연구 편의 '9. 재심사, 시판후조사PMS', 약물감시 편의 '1. 의약품 시판 후 안전관리기준' 및 '2. 의약품 위해성관리계획RMP'을 참고한다.

**제47조**(의약품 등의 판매 질서)

의약품공급자는 의약품 채택, 처방 유도, 거래 유지 등 판매촉진을 목적으로 보건의료전문가에게 금전, 물품, 편익, 노무, 향응 등 경제적 이익을 제공하거나 약국 또는 의료기관이 경제적 이득을 취득하게 해서는 안 된다. 다만 견본품 제공, 학술대회 지원, 임상시험 지원, 제품설명회, 대금결제조건에 따른 비용 할인, 시판후조사 등으로 인한 경제적 이득은 예외로 한다.

⇨ 흔히 '리베이트 쌍벌제'로 불리는 조항으로 2010년부터 제약업계 윤리 규정을 강화했다. 의학부의 학술활동도 학술대회 지원, 임상시험 지원, 제품설명회 및 시판후조사와 관련될 수 있으므로

해당 규정을 잘 이해해야 한다. 기타 편의 '4. 제약산업 컴플라이언스'를 참고한다.

**제47조의2**(경제적 이익 등 제공 내역에 관한 지출보고서 제출 등)

의약품공급자는 매 회계연도 종료 후 3개월 이내에 보건의료전문가에게 제공한 경제적 이익 내역에 관한 지출보고서를 작성해 공개하고, 해당 지출보고서와 관련된 장부 및 근거자료를 5년간 보관해야 한다. 복지부는 지출보고서에 대한 실태조사를 하고 그 결과를 공표해야 한다.

⇨ 소위 한국형 선샤인액트K-Sunshine Act로 불리는 조항으로 2016년부터 시행됐다. 지출보고서 공개는 2023년 7월부터 시행됐는데 아직 공개 범위가 확정되지 않았다. 실태조사도 2023년 처음으로 실시됐는데 아직 그 결과가 나오지 않았다. 기타 편의 '4. 제약산업 컴플라이언스'와 '5. 점검 및 실태조사'를 참고한다.

**제68조**(과장광고 등의 금지)

의약품의 명칭, 제조방법, 효능이나 성능에 관하여 거짓광고 또는 과장광고를 하지 못한다. 효능이나 성능에 관하여 보건의료전문가가 보증한 것으로 오해할 수 있는 기사를 사용하지 못하고, 효능이나 성능을 암시적 방법을 사용하여 광고하지 못한다. 전문의약품을 광고해서는 안 되지만 감염병 예방용 의약품을 광고하는 경우와 의약학 전문가를 대상으로 의약전문매체에 광고하는 것은 가능한다.

⇨ 의약품의 광고는 소비자의 오남용 방지를 위해 엄격한 규정을 적용한다. 의약품 등의 안전에 관한 규칙 〔별표 7〕에 '의약품을 광고하는 경우 준수해야 할 사항'을 가부터 러까지 자세히 명시했다. 또한 의약품 광고는 경쟁 회사 간 분쟁이 발생할 수 있어 다른 약물과 비교하는 경우 특히 주의가 필요하다. 자세한 내용은 학술 커뮤니케이션 편의 '7. 의약품 광고'를 참고한다.

**제68조의2**(광고의 심의)

의약품을 광고하려는 경우 식약처의 심의를 받아야 하며, 식약처는 의약품 광고심의에 관한 업무를 위탁할 수 있다.

⇨ 일반의약품이나 감염병 예방용 전문의약품의 대중광고를 위해 광고심의를 받아야 한다. 백신을 제외한 전문의약품은 대중광고가 허용되지 않는다. 식약처는 한국제약바이오협회에 광고심의를 위탁하고 있다. 학술 커뮤니케이션 편의 '7. 의약품 광고'에 관련 내용을 기술했다.

**제68조의8**(부작용 등의 보고)

의약품 제조업자, 품목허가권자, 수입자 및 의약품 도매상은 의약품으로 인해 발생했다고 의심되는 질병, 장애, 사망 및 약물이상반응을 알게 된 경우 의약품안전관리원에 보고해야 한다. 약국 및 의료기관 개설자는 의약품으로 인해 발생했다고 의심되는 중대한 질병, 장애, 사망 사례를 알게 된 경우 안전원에 보고해야 한다.

⇨ 부작용 보고는 약물감시팀이나 안전관리책임자만의 책임이 아니라 제약회사에 근무하는 모든 직원은 자사 의약품과 관련된 약물이상반응을 24시간 이내 약물감시팀에 보고해야 한다. 특히 신속보고가 누락되거나 지연되면 행정처분 대상이므로 각별한 주의가 필요하다. 자세한 설명은 약물감시 편의 '1. 의약품 시판 후 안전관리기준'을 참고한다.

**제86조(의약품 부작용 피해구제사업)**

식약처는 의약품 부작용으로 인한 피해를 구제하고, 의약품 제조업자 또는 수입자 단체는 의약품 안전성 향상과 신약개발을 지원하기 위한 연구사업을 해야 한다. 식약처는 본 사업을 안전원에 위탁할 수 있다.

**제86조의2(의약품 부작용 피해구제 부담금)**

식약처는 피해구제를 위해 의약품 제조업자 및 수입자로부터 피해구제 부담금을 부과·징수한다. 부담금은 의약품의 생산액 또는 수입액에 비례하여 부과하는 기본부담금과 피해구제 대상 의약품에 부과하는 추가부담금으로 한다.

**제86조의3(의약품 부작용 피해구제급여)**

안전원은 의약품 부작용으로 인해 질병, 장애, 사망 발생 시 피해구제급여(진료비, 장애일시보상금, 사망일시보상금, 장례비)를 지급한다.

**제86조의4(의약품 부작용 피해구제 절차 등)**

피해구제급여를 받으려는 사람은 필요한 서류를 첨부하여 안전원에 피해구제급여 지급을 신청해야 한다. 안전원은 부작용이나 피해의 사실조사 등을 위해 조사 · 감정을 하고, 신청을 받을 날부터 90일 이내에 조사 결과에 감정 의견을 첨부해 심의위원회에 심의를 요청해야 한다. 심의위원회 심의 결과 피해구제급여를 지급하기로 의결한 경우 30일 이내에 피해구제급여를 지급해야 한다.

⇨ 의약품 부작용 피해구제 제도가 2014년부터 시작됐으나 일반 국민뿐만 아니라 의학부 직원의 이해도 낮은 편이다. 의약품 부작용 피해를 입은 환자 · 보호자가 처방 의사나 해당 회사로 보상을 요청하는 경우가 있는데 의약품 품질에 문제가 없다면 피해구제급여를 신청하도록 안내하면 된다. 자세한 내용은 약물감시 편의 '3. 의약품 부작용 피해구제 제도'를 참고한다.

**제91조(한국희귀 · 필수의약품센터의 설립)**

희귀의약품, 국가필수의약품, 및 국민 보건상 긴급하게 도입할 필요가 있거나 안정적 공급지원이 필요한 의약품에 대한 각종 정보 제공 및 공급 등에 관한 업무를 위해 한국희귀 · 필수의약품센터를 둔다.

**제92조(센터의 사업)**

센터는 희귀 · 필수의약품과 관련한 각종 정보 수집 및 전산망 구축, 희귀 · 필수의약품의 공급 및 비축, 희귀 · 필수의약품을 위탁 제조하여 판매, 필수의약품의 안정공급 기반 구축과 연구 · 개발 지원 및 안전사용 지원 등의 사업을 한다.

⇨ 희귀질환의 적은 대상자 수로 인해 연구·개발이 활발하지 않았으나 정부의 희귀의약품 개발 촉진 정책, 제약사의 새로운 수익 모델 창출 및 미충족 의료수요 해결이라는 측면에서 희귀의약품 시장이 커지고 있다. 다국적 제약사는 희귀의약품 지정, 국내사는 개발 단계 희귀의약품 지정을 통해 희귀의약품에 적용되는 여러 혜택을 잘 활용하여 허가 일정을 당길 수 있을 것이다. 국내에 유통되지 않는 희귀의약품은 희귀의약품센터를 통해 공급받을 수 있다. 자세한 내용을 기타 편 '7. 희귀의약품'에 설명했다.

**참고문헌**

1. 법제처 홈페이지. 법제업무정보. 법령통계 및 현황. (2023. 7. 9)
2. 약사법. 2023. 4. 8
3. 약사법 시행령. 2023. 6. 5
4. 의약품 등의 안전에 관한 규칙. 2023. 3. 8
5. 의약품 재평가 실시에 관한 규정. 식약처고시. 2021. 5. 13
6. 의약품안전나라 홈페이지. 임상시험정보. 임상시험교육실시기관 지정현황. (2023. 7. 9)

# • 마치는 글 •

리더십 교육에서 한근태 코치가 강사로 나와 "전문가가 책을 쓰는 게 아니라 책을 쓰면 전문가가 된다"고 했다. 언젠가는 책을 쓰고 전문가가 되고 싶다는 막연한 생각을 했다. 그러다 우연히 메디게이트뉴스에서 배진건 박사님의 신약개발 칼럼을 읽고, 신약개발 이후 학술 및 임상활동과 이를 담당하는 의학부를 소개하면 좋겠다는 생각이 들었다. 임솔 기자를 만나 의학부 칼럼 토픽을 제안했고 이것이 받아들여져 2020년 7월부터 2021년 12월까지 2주 간격으로 37개 칼럼을 메디게이트뉴스에 연재했다. 그 후 게으름을 피우다 이제야 내용을 보완하고, 참고문헌 업데이트 및 새로운 챕터를 추가한 뒤 책으로 펴내게 되어 매우 기쁘게 생각한다. 마지막으로 책 내용들을 복기해 보고 앞으로 의학부의 전망을 조심스럽게 예측해 본다.

먼저 총론 격으로 '의학부의 목표와 역할'과 '의학부 조직'을 소개했다. 약을 한 단어로 표현하면 '물질'일 수 있지만 허가를 받고 의약품이 되면 '정보'에 가깝다. 의약품이 판매되는 한 안전성 및 유효성 정보는 계속 축적되므로 그 정보를 생성 및 관리하고, 그 정보가 필요한 고객과 소통하는 의학부의 역할은 매우 중요하다. 다국적 제약사에는 의학부가 독립적인 부서로 존재하고, 보통 학술(교류)팀, 의학정보팀, 임상연구팀, 약물감시팀 등으로 구성되어 있다.

각론으로 크게 학술 커뮤니케이션 편, 임상연구 편, 약물감시 편, 협업 편과 기타 편을 다루었다. 먼저 학술 커뮤니케이션 편 토픽으로 '학술 교류', 'Thought LeaderTL 관리', '연구자주도 연구', '자문위원회 회의', '제품설명회', '출판', '의약품 광고', 및 '의학정보 서비스'를 설명했다. 전문의약품은 대중광고가 금지되므로 보건의료 전문가와 학술 교류가 중요하고, 이를 위해 학술 활동에 대한 이해와 전문성이 요구된다. 예외적으로 '의학정보 서비스'는 보건의료전문가가 아닌 환자나 보호자가 자사 의약품에 대한 문의 시에도 허가사항을 바탕으로 답변을 제공한다.

임상연구 편에서는 '임상연구 윤리', '임상시험 관리기준', '임상연구의 설계', '임상시험의 수행', '연구자료의 통계분석', '연구결과의 해석, '재심사, 시판후조사' 및 '임상시험용의약품의 치료목적 사용승인' 등에 대해 10장에 걸쳐 소개했다. 의학부에서 진행하는 임상연구는 보통 관찰연구나 재심사 목적의 시판후조사PMS에 국한되기는 하나 의약품은 정보의 결정체이고, 그 정보는 특히 임상연구를 통해 생성되므로 임상연구 편에서 가장 많은 토픽을 다루었다. 보건의료전문가와 학술 교류, 회사의 비즈니스 전략 수립, 의약품의 허가와 급여 신청, 사업부의 판촉 활동 등 제약회사의 모든 활동에서 임상 근거가 기본이므로 의학부 담당자는 임상연구에 대한 전반적인 이해가 필수적이다.

약물감시 편에서는 '의약품 시판 후 안전관리기준', '의약품 위해성관리계획'과 '의약품 부작용 피해구제 제도'에 대해 설명했다. 약물감시 팀은 의약품 부작용을 본사나 규제기관의 일정에 따라 보고하는 수동적인 역할에서 제품별로 위해성관리계획RMP을 세우고, 의약품의 이득과 위험을 정기적으로 평가하면서 의약품의 전주기 안전관리를 담당하는 적극적인 역할로 변모했다. 약사법에 따라 품목허가를 받은 자는 시판 후 안전관리를 위해 안전관리책임자를 지정해야 하는데 보통 약물감시 팀장이 안전관리책임자를 겸하는 경우가 많다. 앞으로 신약 품목허가 시 재심사가 부여되지 않고, RMP로 통합되는데 RMP의 제출과 이행도 안전관리책임자의 역할이다.

협업 편에서는 '메디코마케팅', 임상시험', '품목허가', 및 '의약품 급여' 측면에서 의학부가 다양한 부서와 어떻게 협업하고 기여하는지 기술했다. 의학부가 의약품의 임상근거와 주요 고객TL을 가장 잘 알고 있기에 마케팅 전략 수립, 글로벌 임상시험을 위한 기관 · 연구자 추천, 허가를 위한 가교 전략 수립, 급여를 위한 임상적 유용성 자료 제공 등 다양한 기여를 할 수 있다. 의학부에서 직원을 채용할 때 해당 업무에 대한 지식과 경험 등 전문성이 가장 중요하지만 다양한 이해당사자들과 협업이 필요한 만큼 동료와 의사소통 기술과 존중, 배려 및 유연성과 같은 태도도 고려해야 한다.

마지막 기타 편으로 '환자 지원 프로그램', '멀티채널 인게이지먼트', '환자 중심주의와 환자 참여', '제약산업 컴플라이언스', '점검 및 실태조사', '의약품 허가초과 사용', '희귀의약품' 및 '약사법'을 다루었다. 디지털 혁신에 따라 제약사는 고객과의 다양한 교류 방법을 모색했고, 코로나19 상황에서 고객은 이를 자연스럽게 받아들이게 됐다. 모든 산업에서 고객 만족과 경험이 중요해지면서 제약회사도 의약품 처방자인 의사를 넘어 궁극적인 혜택을 받을 환자를 중심에 두고 비즈니스 전략을 수립하고, 환자들의 의견을 적극적으로 반영하고 있다. 의학부 활동에서도 원칙과 관련 규정 및 가이드라인을 잘 숙지하고, 정기적인 점검을 통해 업무의 품질관리를 유지해야 한다. 칼럼을 책으로 엮으면서 '희귀의약품'과 '약사법'을 추가했다.

맥킨지는 정기적으로 제약회사 의학부에 대한 비전을 제시하는데 가장 최근 보고서는 2019년 4월에 나온 'A Vision for medical affairs in 2025'다. 이 보고서는 제약회사에서 연구개발R&D 및 사업부Commercial 조직과 함께 의학부를 세 번째 전략 기둥Third

Strategic Pillar으로 제시하면서 환자 경험과 결과를 향상하기 위해 다음 네 가지를 주문했다.[1]

1. Innovate evidence generation: 빠른 주기로, 통합적이고 광범위한 근거 생성을 리드한다.
2. Accelerate access to treatments: 환자에게 필요한 옵션으로서 자사 제품의 임상적 및 경제적 가치를 강조한다.
3. Transform and personalize medical engagement: 자사 제품에 대한 맞춤형 정보를 제공하여 의사와 환자의 의사결정을 업그레이드한다.
4. Set up internal medical leadership: 조직에 전략적인 의학부 방향을 전달한다.

앞으로 제약회사는 임상연구결과, 의사의 식견 및 환자의 미충족 수요를 바탕으로 전략을 수립하고 의사 결정할 것이다. 연구결과, 의사와 환자를 가장 잘 아는 조직은 의학부이므로 향후 의학부의 위상과 역할이 더 커질 것은 명확하다. 맥킨지는 앞으로 의학부에서 제약회사 최고경영자가 나올 것으로 예측하기도 했다. 의약학 및 생명과학 전공자로서 제약회사에서 일하고 싶은 분은 꼭 의학부를 고려하기 바란다. 의학부는 환자의 건강을 위해 일한다는 업의 '의미Purpose', 연구개발과 사업부 사이에서 일의 '재미Play'와 다양한 학술 활동을 통한 커리어 '성장Potential'을 모두 이룰 수 있는 곳이다.

의학부에 근무 중이거나 의학부와 관련된 분이거나 향후 의학부에서 일하고 싶은 분들께 조금이나마 도움이 됐기를 바란다. 부족한 책을 읽어 준 모든 독자에게 감사드린다.

**참고문헌**

1. A Vision for Medical Affairs in 2025. McKinsey & Company. April 2019.

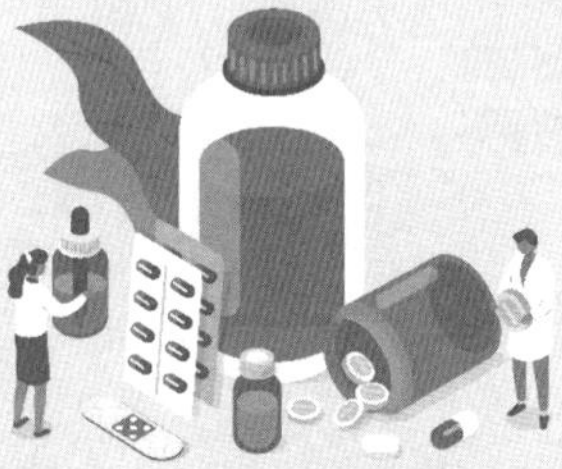

# 의약품 근거 생성과 학술 커뮤니케이션

## 신약의 가치를 꽃피우다

초판 1쇄 인쇄 | 2023년 10월 30일
초판 1쇄 발행 | 2023년 11월 6일

지은이 | 정형진
펴낸이 | 심재원
편집 | 황교진
디자인 | 김진희

펴낸곳 | 메디게이트뉴스
출판등록 | 제2018-000121호(2018년 4월 19일)

주소 | 서울특별시 강남구 영동대로 702, 6층(우편번호 06075)
전화 | 02-3446-9968 팩스 | 02-718-8168
홈페이지 | www.medigatenews.com
이메일 | news@medigatenews.com

ISBN 979-11-964073-5-3